TU MEJOR EDAD

TU MEJOR EDAD

Para tener una vida extraordinaria

Lorraine C. Ladish

fundadora de
VivaFifty.com

HarperCollins*Español*

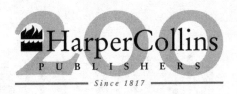

Editora en Jefe: *Graciela Lelli*
Edición: *Juan Carlos Martín Cobano*
Diseño: *Grupo Nivel Uno*

ISBN: 978-0-71809-719-6

Impreso en Estados Unidos de América

17 18 19 20 DCI 6 5 4 3 2 1

CONTENIDO

DEDICATORIA

Para mis hijas, Chloe y Alexia

AGRADECIMIENTOS

Una escribe en solitario, pero realmente no está sola cuando publica un libro. Es una labor de equipo en la que cada profesional forma parte del complejo engranaje que lleva el libro desde la mente del escritor a las manos del lector.

Por ello, doy las gracias de todo corazón a mi agente literaria, Leylha Ahuile, entusiasta y detallista, sin la que este libro quizá no existiría.

También, al equipo completo de HarperCollins Español, y en especial a Edward Benítez, Mariela Siliezar, Graciela Lelli y Jorge Cota por la importante labor editorial que llevan a cabo con tanto entusiasmo.

En el ámbito familiar, tengo todo un equipo de fans que apoya todo lo que hago, y que además soporta mis altibajos y falta de tiempo para ellos mientras escribo un nuevo libro.

Por ello, doy mil millones de gracias a:

Mi padre, Delfín Carbonell, mucho mejor escritor que yo, que lee y corrige cada uno de mis manuscritos aún cuando el tema no le concierne.

Mi hermana, Laura Carbonell, por dejar que la ponga una y otra vez de ejemplo de superación personal y por estar ahí siempre para mí.

A mis hijas, Chloe y Alexia Nelson, por hacerme caso y por pensar que soy una madre estupenda, y a mi hijastro Finn Diederich, por ser un excelente hermano para ellas.

A mi esposo Phillippe Diederich, también escritor, por darme ánimos cuando me fallan las fuerzas y por compartir y aguantar mis neurosis.

Y por supuesto, GRACIAS con mayúsculas, a todas las lectoras de VivaFifty.com y a las miles de integrantes del grupo de Facebook, Tú mejor edad, que comparten sus vivencias con el resto de nosotras.

PRÓLOGO

Las mujeres de treinta y cinco en adelante quieren saber lo que han de hacer en la década de los treinta y cuarenta para mantenerse saludables, estar en forma y sentirse vibrantes cuando lleguen a los cincuenta. Te aseguro que, a los cincuenta y tantos años, yo todavía tengo muchos sueños por cumplir y metas que alcanzar.

Cuando hace algunos años conté a mi comunidad en las redes sociales que cumplía medio siglo, me llegaron todo tipo de felicitaciones. Pero también recibí muchos comentarios que, aunque sé que tenían buena intención, no los acogí con tanto entusiasmo: «Te ves muy bien para la edad que tienes», o «No te preocupes, que los cincuenta son los nuevos cuarenta».

Pensé mucho en esos comentarios, y me di cuenta de que no reflejaban mi realidad. Cuando pregunté a otras mujeres cómo se sentían sobre su edad, vi que pensaban como yo. Los cincuenta no son los nuevos cuarenta, ni los cuarenta son los nuevos treinta (porque entonces los treinta ¿son los nuevos veinte? ¡Pues claro que no!). La edad que tenemos es la que es, es la mejor edad, y eso es maravilloso.

Este libro cubre los diferentes aspectos de la vida a los treinta, cuarenta, cincuenta y más allá. Desde nuestra lucha mensual con el ciclo menstrual, pasando por el embarazo y hasta la menopausia. Espero que al leer el libro sientas que hablas con tu mejor amiga. Abordaremos la salud, el ejercicio físico y lo que realmente significa la belleza y el estilo a cualquier edad. Hablaremos de cómo va evolucionando nuestra vida íntima en cada década. Y juntas descubriremos cómo lidiar con las relaciones de amistad y de pareja, y también con la tecnología, para mantenernos relevantes.

El propósito de este libro es que al terminarlo te sientas empoderada, informada y llena de vida. Espero contribuir a calmar tus temores, contestar tus inquietudes y prepararte para celebrar cada uno de tus cumpleaños con alegría e ilusión. Según aumenta nuestra esperanza de vida, necesitamos una guía que nos ayude a navegar por la vida a partir de los treinta y cinco. He elegido esta edad porque es cuando los médicos consideran que el embarazo es «geriátrico».

Por lo general, nadie nos enseña a evolucionar según cumplimos años y a disfrutar de este proceso. Quiero brindarte la esperanza de que cumplir otro año, comenzar una nueva década, no es el principio del fin. Es simplemente otro capítulo. Cada capítulo puede ser tan vibrante y emocionante como tú elijas. Todas enfrentamos retos en la vida, pero está en nuestra mano utilizarlos como cimiento para un futuro mejor, tanto para nosotras como para nuestros hijos.

Las mujeres deberíamos poder enfrentar cada nueva década con gusto, en lugar de con temor. Deberíamos poder decir en público nuestra edad sin problema alguno. Lo considero casi una obligación tanto para nosotras como para las generaciones que nos siguen. Quiero que sepas que sí es posible seguir sintiéndote juvenil y vital sin importar en qué año naciste, y que no hay motivo para sentir que lo mejor ya pasó.

Estoy segura de que no soy la única mujer que se casó a los treinta y cinco porque quería tener hijos, en lugar de esperar a encontrar una pareja más adecuada para mí. Tuve a mis hijas a los treinta y siete y a los cuarenta, y ambos embarazos y partos fueron normales. Mi historia no es una circunstancia aislada. Es posible, y a veces deseable, ser mamá más mayor. Quizá estés mejor preparada emocional, profesional y económicamente a partir de los treinta y cinco. Pero también es maravilloso ser mamá joven, cuando tienes más energía. Es cuestión de perspectiva.

Hoy soy una mujer saludable, en forma, vibrante, de cincuenta y tantos años. Cuando recuerdo cada década pasada, observo que, si nos marcamos objetivos con regularidad, podemos muy bien disfrutar de cada cumpleaños con todo el entusiasmo del mundo. A los treinta publiqué mi primer libro sobre un trastorno alimentario que marcó mi juventud. A los treinta y cinco me casé por primera vez. A los treinta y siete fui mamá. A los cuarenta tuve a mi segundo bebé. Y ahí no queda la cosa.

A los cuarenta y cinco lo perdí todo durante la recesión en Estados Unidos. Me encontré separada de mi esposo, sin trabajo y sin recursos económicos. Pude haber perdido la esperanza, pero no fue así. Recordé entonces las palabras de mi abuelo cuando tenía noventa años. Me dijo que desearía haberse dado cuenta a los cincuenta de lo joven que era. Con eso en mente, a los cuarenta y seis conocí al amor de mi vida. Rehice mi carrera de escritora y pasé de escribir en publicaciones tradicionales a revistas digitales.

A los cuarenta y ocho corrí una media maratón.

A los cincuenta me case de nuevo para crear una hermosa familia reconstituida.

A los cincuenta también fundé mi negocio digital Viva Fifty Media para ayudar a mujeres a celebrar la vida después de los cincuenta.

A los cincuenta y uno redescubrí el yoga.

A los cincuenta y tres relancé mi sitio LorraineCLadish.com en formato de blog, en respuesta a las muchas lectoras más jóvenes que querían leer acerca de cómo manejo mi vida como escritora, empresaria digital y mamá.

A los cincuenta y cuatro lidio con adolescentes y preadolescentes, manejo un exitoso negocio digital, escribo libros y hago lo que puedo para mantenerme saludable y en forma. Así es como creo que deberíamos vivir la vida —plenamente—, sin importar nuestras circunstancias personales.

INTRODUCCIÓN

¿ES ESTE LIBRO PARA TI?

He procurado siempre vivir agradeciendo cada década, sin perder tiempo ni energía con el deseo de ser más joven o el temor a hacerme más mayor. Esto no significa que no tenga mis momentos bajos, pero, por lo general, me niego a dedicar tiempo a sentirme mal por no tener ya veinte años.

Sé que así no es como todo el mundo aborda el cumplir años. Por esto me apasiona compartir mi experiencia en este libro. Me niego a que me estereotipen y a que me digan que «ya estoy mayor» para ciertas cosas. Por eso publico fotos en Instagram haciendo poses de yoga. Te invito a que me sigas en @lorrainecladish y @vivafifty. En mis blogs y en mi canal de YouTube comparto las ventajas de tener una cierta edad. A estas alturas he vivido lo suficiente como para saber lo que realmente importa. No pierdo el tiempo con amistades falsas. No tolero abuso por parte de nadie. Por fin me amo y aprecio después de haber malgastado la juventud preocupada por lo que pensaban los demás de mí. Tuve un serio trastorno alimentario, que documenté en mi primer libro, *Me siento gorda*, que se publicó en 1993 y continúa vendiéndose.

Sé que no estoy sola en esta andadura. Otras mujeres también piensan que, tengan la edad que tengan, pueden verse y sentirse fabulosas, sin importar cuántas velas apaguen en su siguiente cumpleaños. Para aquellas que no comparten esta actitud, quiero decirles que ¡hay esperanza!

La vida no se termina a los treinta, los cuarenta ni los cincuenta. Todavía nos queda mucho tiempo para disfrutar. Se hace camino al vivir y, mientras haya vida, hay motivos por los que celebrar. Cada década tiene algo especial y bello que ofrecernos. Si decides aceptar y disfrutar de tu edad en lugar de luchar contra ella, tu edad actuará en tu favor. Nunca es tarde para reinventarte, para establecer nuevas metas, para conseguir que tus sueños se hagan realidad.

Tenemos que hacer esto no solo por nosotras, sino también por las jóvenes que vienen detrás. Cada vez que escucho decir a una mujer de veinte, veinticinco, treinta, que se siente mayor, quiero sacudirla por los hombros. ¡Pero si tiene toda la vida por delante! Nuestras hijas, sobrinas, nietas, han de aprender a disfrutar de la vida y de su mejor edad, y dejar de pensar que cada nueva década es el principio del fin. No es así.

Tengo un remedio para los días en que algo o alguien hace que me sienta «mayor». Me imagino a los noventa años, mirando fotos de hoy, y entonces me doy cuenta: ¡todavía soy joven! Donde ahora veo arrugas, en el futuro veré una piel tersa. Todo es cuestión de perspectiva.

Te invito a que te contagies de mi entusiasmo por la vida a cualquier edad. No perdamos ni un solo minuto. Saquémosle todo el jugo al tiempo que tenemos por delante. Demostremos al mundo de lo que somos capaces. Tenemos la experiencia, la sabiduría y la compasión que conlleva toda una vida de superar retos.

Cuando miro a mis hijas adolescentes, veo la belleza salvaje de la juventud. Pero también me alegro de que no tengo que pasar de nuevo por la adolescencia. No envidio su edad. Estoy bien como estoy. No añoro las inseguridades, el acné, la escuela, la pubertad... ¡no, gracias! Pero ahí estaré según vayan creciendo ellas y haciéndose mayores, para recordarles siempre que la edad es una cifra que no define lo que puedes y no puedes hacer en la vida. Por supuesto que es ridículo proponerse ser acróbata profesional a los ochenta años, por poner un ejemplo. Pero con una actitud realista y, sobre todo, vital, hay otra serie de cosas que podemos conseguir. Principalmente se trata de evitar perder el tiempo estando deprimidas por el paso de los años.

Me encanta que mis hijas me digan que están orgullosas de tener una mamá de más de cincuenta años llena de vida y energía. «Siempre estás haciendo cosas nuevas», me dice mi hija mayor. «Las otras madres más jóvenes simplemente están ahí...». Se refiere a que hace unos años lancé mi negocio digital, Viva Fifty Media, a que continúo escribiendo libros y hablando en conferencias, corro maratones, practico yoga y me reinvento cada día. No estoy cruzada de brazos, desde luego.

Me da mucha lástima cuando veo a tantas mujeres que piensan que deben ocultar su edad. Temen parecer demasiado jóvenes o demasiado mayores para conseguir un empleo o entablar una relación amorosa. Estoy harta de ver esta auto-discriminación. No tengo nada que perder diciendo mi edad en público, así que continuaré haciéndolo hasta el día en que muera. Y, a la larga, espero conseguir que el mío no sea un caso aislado. En muchas culturas, la edad avanzada es sinónimo de sabiduría. ¡Cómo me gustaría que en la nuestra también lo fuera!

Recientemente, una mujer que entrevisté para un artículo periodístico se negó a decirme su edad. «Lo siento, pero afectaría mi trabajo. Mi público son los *millennials*. Ya sé que tú estás orgullosa de tu edad», me dijo.

Bueno, la realidad es que no estoy orgullosa de mi edad. No es que de pronto un día despertara y decidiera cumplir cincuenta y tantos. Simplemente el tiempo fue pasando. Yo no hice nada. Lo que sí estoy es agradecida de haber llegado hasta aquí. Demasiados amigos y familiares no llegaron a los cincuenta. Así que, para mí, superarlos es un verdadero privilegio.

¿Significa esto que siempre me encanta no ser ya tan joven? No, ¡claro que no! Nunca olvidaré el día en que me compré unos pantalones tipo bermuda. Me los probé y pregunté a mis hijas qué les parecían. Mi pequeña, que entonces tenía unos diez años, me miró y dijo muy seria:

—No me gustan las arrugas.

—¿Qué arrugas? —le pregunté. Las bermudas no estaban arrugadas. Las acababa de sacar de la caja.

—Las arrugas de tus piernas —me dijo.

Eso me dejó sin habla. Pero, en lugar de sentirme mal, me reí. Le expliqué que, cuando nos hacemos mayores, se nos arruga la piel. Las arrugas que realmente hay que cuidar son las arrugas del alma. Esa es la filosofía que comparto contigo en este libro.

Tampoco creo eso de que los cuarenta son los nuevos treinta o los cincuenta son los nuevos cuarenta. Me encantaría que fuera verdad, pero no lo es. Tampoco me gusta que me digan que me veo bien «para la edad que tengo».

¿Eso qué significa? ¿Cómo se supone que tengo que verme a esta edad? Lo cierto es que creo que me veo bien para cualquier edad. No lo digo con arrogancia, sino desde la perspectiva de alguien que tuvo que aprender a quererse a sí misma a lo largo de los años. No siempre me sentí cómoda en mi piel, como expliqué antes.

Por otro lado, hay que ser también realista con esto de la edad. Si fuera verdad eso que dicen algunos de que los cincuenta son los nuevos cuarenta, o incluso treinta, la prima de mi seguro de vida, el seguro de salud y otros seguros no aumentarían con cada año que pasa. Si los cincuenta fueran los nuevos treinta, me encantaría tener otro bebé. Además, no estaría preocupada por ahorrar para la jubilación. Y, por supuesto, no estaría sufriendo el climaterio.

La verdad es que la perimenopausia y el climaterio pueden ser terribles. En mi caso, sufro unos altibajos emocionales que me dejan temblando. Algunos días siento que tengo toda la energía del mundo y estoy llena de ilusión; y al día siguiente solo tengo ganas de llorar. Por no hablar de la fatiga y los sudores y sofocos.

Empiezan a cerrárseme los párpados como si fuera un perro San Bernardo. El cabello está canoso y lo tengo tan áspero que podría usarlo como estropajo. Me cuido, sí, pero tendría que pasar horas y horas en el gimnasio para tener las piernas tan torneadas como hace tan solo unos años. Y, la verdad, no me apetece. Tengo mejores cosas que hacer con mi tiempo y energía. Mis amigas del alma te dirán que aún me encanta salir a bailar, pero lo cierto es que ya no aguanto como antes. Una resaca a los cincuenta y tantos ya no tiene gracia, te lo aseguro.

A pesar de todo esto, me encanta esta década, y recuerdo con cariño las décadas anteriores. Y es que, tengamos la edad que tengamos, ¡resulta que aún no estamos muertas! ¿Quién dice que somos demasiado mayores para marcarnos nuevas metas y hacer lo que haga falta para alcanzarlas?

Nunca es demasiado tarde.

Podemos redefinir quiénes somos y lo que queremos en la vida. Podemos volver a estudiar, cambiar de profesión, volver a trabajar, y también fundar nuestra propia empresa. O simplemente despertar cada mañana y admirar la belleza de la vida, que no es poco.

Sueño con el día en que todas podamos decir en público nuestra edad sin preocuparnos de nada ni nadie. Me encantaría que fuera algo tan natural como decir la altura o la talla del zapato. Les digo a mis hijas que ni aun cuando tenga noventa años seré vieja. Porque ser vieja es una actitud. Espero que decidas también adoptar la actitud de vivir una vida extraordinaria sin importar la edad.

Claro que podemos gritar y patalear en cada cumpleaños —algunas personas lo hacen—, pero no nos hará estar más jóvenes. Así que, en vez de eso, te invito a sentir admiración por tener treinta, cuarenta, cincuenta o más, si sentir vergüenza ni angustia.

Cumplir años con ilusión a partir de una cierta edad es algo que no nos enseñan. Pero nunca es tarde para aprender. Y nunca es demasiado tarde para enseñar a nuestras hijas, sobrinas, nietas y amigas más jóvenes a disfrutar y sacar provecho del paso del tiempo.

Te aseguro que juntas podemos hacerlo.

CAPÍTULO 1

El ARTE de la REINVENCIÓN PROFESIONAL a cualquier edad

Sé el cambio que deseas ver en el mundo.

—AUTOR DESCONOCIDO

A todas nos pasa alguna vez, y no está necesariamente ligado a una edad o una década en particular. De pronto podemos sentir que estamos «demasiado mayores» para cambiar de trabajo, de profesión e incluso de estado civil. Sin embargo, es importante que nos demos cuenta de que esto es una percepción personal y no siempre la realidad. Pero, en un mundo en que la tecnología y el mercado profesional cambian tan deprisa que cuesta adaptarse, hay que estar preparada para reinventarse en cualquier momento.

No escribo desde el punto de vista de la teoría, sino desde la experiencia personal. Jamás te diré que algo es posible a menos que yo misma lo haya hecho. La ventaja de tener una cierta edad es que la experiencia no te la quita nadie. Si a los veinticinco años cuentas que dejaste tu empleo en un banco para vivir de pintar cuadros, te dirán que estás loca. Pero si a los cincuenta y tantos te subes a un escenario y explicas que siempre te has ganado la vida escribiendo, pero que nunca has tenido un empleo, como es mi caso, te aplauden. Porque, claro, no es fácil. Solo el tiempo es capaz de demostrar si tu idea, tu emprendimiento o tu estilo de vida es un éxito o no.

Ya tengas treinta y cinco, cuarenta, cincuenta años o más, es importante que sepas que ésta es tu mejor edad. Es la edad que tienes ahora, y es el único momento que tienes para vivir como tú quieres. No permitas que nada ni nadie te diga que eres demasiado joven o demasiado mayor para conseguir cualquier cosa que te propongas.

Si nos fijamos en cómo opera la sociedad en general, parece que la mujer tiene una ventana muy pequeña en la que es considerada de edad óptima. A los treinta es joven, pero también tiene cierta experiencia. Pudiera parecer la edad ideal para muchas cosas, desde establecerse profesionalmente a casarse y tener hijos. Pero, cinco años más tarde, ya le dicen que su edad le pone en un grupo de riesgo en el embarazo. Y, si aún no se casó a esa edad, le advierten de que se quedará soltera toda la vida. Parece evidente que la sociedad marca los treinta y cinco como la edad a la que empezamos nuestro declive. Por supuesto que no estoy de acuerdo. Creo que las mujeres estamos siempre en nuestro mejor momento y que con la edad vamos mejorando, como el buen vino.

La mejor edad de una mujer hoy no tiene nada que ver con cuál era la mejor edad de nuestras madres y abuelas. Nos cuidamos más, estamos más saludables, tenemos una mayor esperanza de vida. Esto quiere decir que, por lo general, contamos con más oportunidades de reinventarnos, incluso varias veces, a lo largo de la vida.

Si piensas que a tu edad ya deberías haber conseguido ciertas cosas, y te consideras una fracasada, te equivocas. Si no me crees, haz esta prueba. Piensa en tus compañeros de clase en la escuela o la universidad. Seguro que alguno destacaba por sus buenas calificaciones o por ser campeón o campeona en un deporte. Si tienes la oportunidad de buscarlo en las redes sociales y descubrir qué fue de aquella persona que parecía tan exitosa de joven, quizá te sorprendas.

Muchas personas que alcanzaron su mejor momento en la primera juventud a menudo tienen dificultad en superarse conforme van cumpliendo años. En cambio, otras que quizá no eran las más populares o bien no tuvieron logros de muy jóvenes quizá más tarde alcancen la cúspide del éxito.

Lo importante no es alcanzar ciertas metas a determinadas edades, sino convertirte en el tipo de persona que se compromete a vivir una vida extraordinaria a diario. Esto siempre te dará satisfacción y te preparará para enfrentar cualquier reto que te depare el camino, independientemente de tu edad.

Así que, si todavía no has alcanzado tus objetivos, felicitaciones, porque aún tienes tiempo. Imagínate si ya hubieras hecho todo lo que querías hacer, ¿qué aliciente tendrías?

Cuando yo era adolescente, quería ser madre joven. Si a los veinticinco no había tenido hijos, me decía, ya no querría ser mamá. Pero la vida tuvo otros planes para mí. Como he contado anteriormente, no me casé hasta los treinta y cinco años, y tuve a mis bebés a los treinta y siete y a los cuarenta años respectivamente. Ambos embarazos y partos fueron estupendamente. A los cincuenta y tantos miro atrás y me parece que tampoco tuve a mis hijas a tan avanzada edad. Sobre todo teniendo en cuenta que ahora hay mujeres —como Janet Jackson, por poner un ejemplo de una mujer famosa— que tienen su primer hijo a los cincuenta.

Siempre supe que quería ser escritora y publicar libros. A los veintinueve me dije que era entonces o nunca. Tuve la sensación de que tenía que hacer algo que fuera importante para mí antes de cumplir los treinta. Esta es la edad en que, por lo general, una siente que por fin es «adulta». Así que durante un par de meses me puse a escribir frenéticamente sobre el trastorno alimentario que marcó mi juventud. Fue mi primer libro, titulado *Me siento gorda*, y que sigue a la venta, veintitantos años más tarde.

En cambio, mi actual esposo, también escritor, no publicó su primera novela hasta haber cumplido los cincuenta. Él se desempeñó toda su vida como reportero gráfico, hasta que a los cuarenta y algo decidió volver a la universidad. Siempre había querido escribir, pero nunca antes se atrevió a dedicarse por completo a ello. Ahora se dedica solo a escribir. Toma fotografías por placer de vez en cuando. Como ves, no hay por qué pensar que debemos cumplir nuestras metas a una edad específica. Todos somos diferentes.

Yo misma me he reinventado muchas veces a lo largo de los años a nivel personal y profesional. Para no aburrirte con mil historias, aquí te contaré mi mayor reinvención y la que más me costó, deseando que te inspire a hacer un ejercicio de introspección y a buscar maneras de reinventarte tú también.

EL AÑO QUE LO PERDÍ TODO

Hoy mis colegas me conocen como empresaria digital de éxito. Con esto me refiero a que me gano la vida ciento por ciento escribiendo y promoviendo contenido en Internet. Pero esto no fue siempre así. El poder mantener a una familia de cinco personas con mi negocio, Viva Fifty Media, no ocurrió de la noche a la mañana. Fue una aventura que comenzó en el 2008, el año en que lo perdí todo.

A finales de aquel año me encontré separada y con dos hijas de cuatro y siete años. No era la situación ideal para una mujer de cuarenta y cinco años que no encontraba trabajo en su campo: escribir o traducir. Pero la Gran Recesión en Estados Unidos solo fue el catalizador de algo que quizá debió ocurrir años antes: mi divorcio.

Aunque mi separación jugó un papel muy importante en mi reinvención, no fue el único motivo. Mi matrimonio había terminado años antes de que me separara. Creo que tanto mi ex-esposo como yo lo sabíamos bien. Pero ambos, hijos de padres divorciados, hicimos todo lo posible para salvar nuestra relación. Intentamos una separación temporal, dos años de terapia de pareja, seminarios de superación personal y practicar el perdón. Nada de eso salvó nuestro matrimonio. Sin embargo, todo ello me ayudó a darme cuenta de que no quedaba otra salida que separarnos y volver a empezar, cada uno por su lado.

Para darte una idea de hasta qué punto lo único que quería era romper con todo y salir adelante, cuando me fui me llevé solo mi ropa, libros, mi computadora y una caja con las joyas que me había regalado mi familia. Lo único que me importaba era estar con mis hijas. Quería que ellas estuvieran cerca de su padre, así que no me fui muy lejos. Cuando pedí el divorcio, no contraté abogados. Él tampoco. Lo hicimos todo solos, incluso el tema de custodia de las niñas. No queríamos dejar que nadie tomara decisiones por nosotros. Nos separamos como pareja, pero no como padres.

Una de las cosas más difíciles de ser bicultural es tener lejos a tu familia y amigos. Cuando anuncié mi separación, mi padre me sugirió que volviera a España. Pero yo no quería que mis hijas estuvieran lejos de su padre. Con ayuda de mi hermana, alquilé un apartamento pequeño. Cada mes, mi abuela me enviaba un poquito de dinero de su pensión.

Empecé a buscar trabajo, pero ni periódicos ni revistas contrataban escritores. Además, vivía en el epicentro del colapso económico. Florida fue uno de los estados más afectados por la recesión debido a su dependencia de los bienes raíces. El panorama no era muy halagüeño. Y pronto se puso aún peor.

Cuando me di cuenta de que no podía encontrar trabajo en mi campo, decidí olvidarme de mi carrera profesional y buscar un empleo cualquiera que me aportara algo de dinero. Todos los días rellenaba solicitudes de trabajo: para cajera en tiendas y almacenes, vendedora, camarera. Pero nunca me aceptaban. A los cuarenta y cinco años no tenía experiencia en ninguno de esos empleos.

Los acreedores llamaban a todas horas. Intentaron llevarse mi auto. Más de una vez me deshice en lágrimas. Había perdido las riendas de mi vida. No tenía nada. Ni siquiera veía una luz al final del túnel. Estaba desesperada.

La depresión no me era ajena. Dicen que es hereditaria, y en mi familia hay antecedentes. Cuando mis hijas estaban con su padre, a veces no era capaz de levantarme de la cama. Me despertaba con una gran presión en el pecho. Lloraba y lloraba hasta que me quedaba de nuevo dormida. Estaba siempre exhausta, como si hubiera tenido un accidente de auto o padeciera una enfermedad crónica. Cuando mis hijas volvían a casa, me esforzaba por sonreír y disfrutar mi tiempo con ellas.

Estaba absolutamente agotada. No tenía nada, literalmente. No podía ni pagar el acceso a Internet, y usaba la conexión del vecino. Comíamos arroz y frijoles o macarrones con queso a diario. Muchas tardes, después de que mis hijas jugaran con los hijos de la vecina, se quedaban allí a cenar. Por lo visto le habían dicho a la señora que nuestro refrigerador siempre estaba vacío. Estaré eternamente agradecida a aquella mujer.

Unos días más tarde me confesé con un buen amigo. Me preguntó por qué no solicitaba un subsidio del Gobierno. Le dije: «Eso es para los pobres».

Me miró y arqueó las cejas. Entonces fue cuando me di cuenta de que yo era pobre.

Esa misma noche, usando la conexión a Internet del vecino, busqué en Google *food stamps*, que es la ayuda financiera que da el Gobierno en Estados Unidos para que familias sin recursos puedan al menos comprar comida.

Mis hijas me acompañaron a la oficina de subsidios para entregar la documentación que pedían. La sala estaba llena de mujeres de mirada desesperada, madres que esperaban nerviosas, como yo, a escuchar su nombre. Sus hijos jugaban, como las mías, o leían cómics, sin darse cuenta de la dura realidad.

La sensación de alivio cuando recibí la tarjeta de subsidio para la comida unas semanas más tarde es algo que me cuesta describir. Por primera vez en semanas fuimos al supermercado. Las sonrisas de mis hijas cuando les permití comprar una golosina no tenían precio. Nunca olvidaré aquella tarde en que subimos las escaleras hasta nuestro apartamento, cargando las bolsas de la compra repletas de cereales, leche y comida «de verdad» para darles de comer y cenar. Era como si hubieran llegado los Reyes Magos.

Pero, para mí, lo mejor era saber que durante los siguientes seis meses podría alimentar a mis hijas. Por fin se alivió un poquito el nudo que había sentido en el estómago durante meses.

Por las noches, miraba dormir a las niñas. Los ojos cerrados, la respiración tranquila, su inocencia… No quería que perdieran nada de eso. Pero al mismo tiempo, me sentía completamente derrotada y sin dirección. Entonces admití mi total impotencia.

CREANDO MIS PROPIAS OPORTUNIDADES

A pesar de que me rechazaban en todos los empleos que solicitaba, me resistía a rendirme. Debía seguir hacia delante. Me urgía pagar el alquiler. Me decía que era cuestión de tiempo y de seguir intentando. Incluso cuando me sentía agotada y deprimida, buscaba trabajo. Y, cuando hube tocado todas las puertas de la ciudad donde vivía, encontré otras alternativas para ganar dinero.

Entonces me involucré en la venta directa de joyas de plata.

Mi mejor amiga me prestó el dinero para comprar catálogos y el muestrario. Pero la venta directa no es fácil. Procurar sonar feliz y contenta rechazo tras rechazo es duro, sobre todo cuando estás en la miseria y tu subsistencia depende de que alguien te diga «sí». Es casi imposible no sonar desesperada.

Cada tarde, cuando mis hijas iban a casa de la vecina a jugar, lloraba antes de descolgar el teléfono para hacer las temidas llamadas. Me aterraba que me dijeran que no. Me resultaba muy difícil. Pero ¿sabes qué? Sí que me encargaron joyas, las suficientes como para pagar una buena parte de las facturas mensuales. En cambio, vender joyas tampoco fue mi salvación. Apenas llegaba a fin de mes. Fue una época durísima. Lo que no sabía en ese momento era que, una vez más, escribir me ayudaría a atravesar esa oscura y difícil época.

En el 2008, en mitad de mi desesperación comencé a escribir un blog titulado «Diario del éxito». Mis *posts* eran breves entradas bilingües simplemente para levantarme el ánimo. Además, pensé que seguramente habría otras mujeres afectadas por la recesión, o bien pasando por un divorcio o quizá luchando contra una enfermedad. Quizá mis reflexiones las animarían también a ellas. A veces alguien comentaba en el blog o me escribía un correo electrónico agradeciéndome que compartiera mis vivencias. Eso me ayudó a sentirme menos sola.

Escribía en el blog cada semana, pasara lo que pasara. Fue mi primera incursión en el mundo de la escritura en un medio digital. Al cabo de algunos meses, la revista *¡Hola!* sindicó mi blog en su página en Internet. Así fue como mis palabras alcanzaron a cientos de miles de lectoras a las que jamás hubiera llegado a través de mi blog personal. Esto tuvo como resultado que uno de mis editores quisiera publicarlo en forma de libro, en el 2012, con el mismo título, *Diario del éxito*.

Eso me enseñó que ningún esfuerzo es en vano. Y que tus momentos más difíciles pueden convertirse en un trampolín para alcanzar los mayores éxitos.

BUSCANDO MANERAS DE MANTENER LA ESPERANZA

Durante los momentos difíciles, siempre he buscado maneras de mantener viva la esperanza. En esta época en particular, empecé una serie de prácticas diarias que me ayudaron a mantener una actitud positiva. Cada mañana y cada noche hacía una lista de las cosas por las que estaba agradecida.

A veces mi lista de gratitud era bien sencilla:

- La cajera fue amable conmigo.
- Las maestras de mis hijas les regalaron calcetines nuevos.
- Encontré un centavo en el bolsillo.
- Tuve gasolina suficiente para llevar a mis hijas a la escuela.
- Vimos una película gratuita en el cine.

Todavía guardo ese diario. Escribir una lista de cosas que agradezco es parte de mi rutina diaria incluso hoy. No importa lo ocupada que esté, siempre encuentro el tiempo para anotar cosas por las que estoy agradecida.

Otra práctica que me ayudaba a centrarme durante esa época de tanta desesperación fue algo que comencé a hacer cuando era muy joven y me recuperaba de mi trastorno alimentario. Cada vez que algo me preocupaba, lo anotaba en un pedazo de papel, que luego doblaba y guardaba en una polvera de cristal que perteneció a mi abuela materna. Mi intención era deshacerme de las preocupaciones. Estas eran algunas de mis angustias de entonces:

- Temo que me desalojen.
- Me preocupa no encontrar una fuente de ingresos estable.
- Temo que ya no sea capaz de escribir otro libro.
- ¿Y si mis hijas dejan de quererme?
- ¿Y si me enfermo y no puedo permitirme ir al médico? (En Estados Unidos esto es carísimo).

Una vez al mes abría el tarro y desdoblaba todos los papelitos y los leía. Si mi preocupación era algo que se resolvió o no se materializó, lo botaba a la basura. Si no se había resuelto, lo volvía a introducir en el tarro.

Además de leer libros de la biblioteca, como *Un curso de milagros, Las noches oscuras del alma, Los cuatro acuerdos* y muchos más, empecé otra práctica que me ayudó a mantener una actitud positiva. Mis hijas y yo recogíamos piedrecitas en el parque. Cuando llegábamos a casa, con un rotulador indeleble, escribía palabras en cada piedra. La mayoría eran sentimientos como: *desesperanza, depresión, tristeza,* pero también *gozo, esperanza, felicidad, calma, paz* y *quietud.* Cada noche escogía las piedras que representaban los sentimientos predominantes de la jornada. A veces había más sentimientos tristes que felices. Pero otras veces ganaban el gozo y la esperanza. Esta sencilla rutina era como tener un jardín zen que me ayudaba a visualizar lo que sentía. Lo mejor era comprobar que, a pesar de las dificultades, había también días buenos.

EL LEGADO DE MI FAMILIA ME SACÓ DE UN GRAN APURO

Una de las grandes enseñanzas de aquel año tan duro fue que cada reto trae también momentos de esperanza y alegría. No creo en el mito de que uno no se pueda fiar de nadie. Existen personas maravillosas que, si estás dispuesta a recibir su ayuda, te tenderán una mano en los momentos más difíciles. Esa fue mi mayor lección. A veces esas personas pueden ser familiares, pero en otras ocasiones son amigos, conocidos e incluso desconocidos.

Durante esa época tan difícil, incluso teniendo mis escasos ingresos de la venta directa, la ayuda de mi familia y el subsidio del Gobierno, varios meses estuve a punto de no poder pagar el alquiler de mi departamento. En una de esas ocasiones, el dueño amenazó con desalojarnos.

No podía pedir más dinero a familia ni amigos. Ya habían hecho todo lo que podían. Estábamos en una recesión y eran momentos difíciles para muchos.

Una noche, cuando me arrodillé a los pies de la cama pidiendo ayuda, vi una solución: la caja de joyas de la familia. Fui a mi armario y la abrí.

Estas piezas eran mi conexión con el pasado. Sentía que eran lo único que me quedaba del país donde nací. Era el legado de mi familia. En el joyero estaba el anillo que llevaba mi abuelo el día que murió. Otra joya era de mi tatarabuela, un anillo que ella llevaba puesto en una foto antigua que tenía mi abuelo en su despacho cuando yo era niña. También había toda una serie de piezas de joyería que mi abuelita me había regalado a lo largo de los años porque, como ella decía, no quería esperar a morirse para hacerlo. También estaban mi anillo de boda y regalos que mis hijas habían recibido cuando nacieron, de parte de familiares y amigos. Todas esas piezas tenían gran valor sentimental para mí. Hasta ese momento, mi intención era regalárselas a mis hijas cuando crecieran.

Miré el contenido del joyero. Acaricié cada una de las joyas y pensé en la historia que había detrás de ellas. Me puse a llorar.

Esa noche escribí un correo electrónico a mi familia en España y les dije lo que iba a hacer al día siguiente: vender el oro al peso para pagar el alquiler. Mi abuelita me dio su bendición. Me dijo que me había regalado esas joyas por un motivo, y que, si tenía que venderlas, pues que así fuera.

Al día siguiente visité a un joyero al que conocí un año antes en un evento de *networking*. Le mostré las piezas y le pregunté cuánto me podría dar por ellas. Lo que pensé que sería una transacción relativamente rápida, se convirtió en un proceso arduo que duró muchas horas. Tuvo que pesar, fotografiar y anotar los detalles de cada pieza. Arrancó las piedras de los anillos. A medida que le iba dando cada una de las joyas del legado familiar, sentía que mi corazón sangraba un poco. Mi hija pequeña tenía entonces cuatro o cinco años. Ella no tenía idea de lo que pasaba. Los ojos le brillaban mientras admiraba las joyas de la tienda con la nariz pegada al cristal de la vitrina. Me decía que eran como las que llevan las princesas. Se me encogió el estómago.

Cuando ya había hecho lo necesario con cada pieza, el joyero me dio un cheque. Mis posesiones más valiosas a nivel sentimental resultaron tener el valor exacto del coste del alquiler.

Mientras caminábamos hacia el auto y yo intentaba no llorar, mi hija pequeña me agarró fuerte de la mano. Cuando levantó la carita y me sonrió ilusionada, mostrándome una figurita de cristal que le había regalado el joyero, supe que había hecho lo correcto.

Al día siguiente deposité el cheque y pagué el alquiler. Esa noche dormí tranquila.

Esa circunstancia me enseñó una de las lecciones más importantes de mi vida: que el legado de mi familia no estaba en ese joyero. Guardo esos recuerdos en el corazón y se los legaré a mis hijas contándoles la historia de su familia. También es el motivo por el cual ya no llevo nada de oro. Ahora llevo joyas de plata, como las que vendía por catálogo. Me recuerdan que en cada noche oscura se puede ver también el resplandor de las estrellas.

EL GESTO DE BONDAD QUE CAMBIÓ EL CURSO DE AQUEL AÑO

Unas semanas más tarde, un viernes por la noche, ocurrió algo que cambió el curso de mi vida. Cada viernes asistía a un estudio de baile, para olvidarme de todas mis penas. Recomiendo a toda mujer que esté pasando por un mal momento que busque una vía de escape. No es algo frívolo. Es necesario para la salud física, mental y emocional. Pues bien, uno de esos viernes en la noche, una compañera que era maestra de escuela me invitó a comer algo.

En el restaurante, me preguntó qué tal me iba todo. Con toda naturalidad le conté mi situación y lo agradecida que me sentía de haber podido vender las joyas de mi familia para pagar el alquiler.

—¿Te pagaron bien? —me preguntó.

—Lo suficiente como para pagar el alquiler —le dije.

Continuamos hablando de la vida, de su trabajo, de mis hijas. A la medianoche, pidió la cuenta y me dijo:

—Tengo algo para ti. Me gustaría dártelo esta misma noche.

Nunca había ido a su casa. Nuestro punto de encuentro siempre había sido el estudio de danza y, aunque nos llevábamos muy bien, nunca nos habíamos visto fuera de ese entorno.

Dudé un momento, pero ella insistió.

La seguí en el auto por vecindarios en los que nunca había estado. Era de noche y algunas de las zonas por las que pasamos parecían el tipo de sitio donde rezas para que no se te averíe el auto.

Llegamos a su casa. Me pidió que me sentara en la sala de estar y se fue al dormitorio. Al poco tiempo apareció con algo en la mano.

Me lo entregó y cerró sus dedos alrededor de los míos. Cuando me soltó las manos, las abrí y miré. Eran dos juegos de anillos de compromiso y de boda, de sus dos matrimonios fallidos.

—Estaba esperando que llegara la persona idónea para dárselo —me dijo—. Y esa persona eres tú. Acéptalo. Véndelo. Para tus hijas.

Me embargó una inmensa sensación de gratitud. Se me llenaron los ojos de lágrimas, y el corazón, de esperanza.

Por mis hijas, acepté su regalo.

Me sentía tan agradecida que quería que todo el mundo supiera lo buena persona que era. Después de todo, era maestra, no alguien a quien le sobrara el dinero. Y obviamente había pasado lo suyo en la vida. Era un gesto de extraordinaria bondad.

Le dije que lo pondría en Facebook. Quería que supiera que le daría las gracias públicamente por su increíble regalo.

Pero entonces dijo algo que nunca olvidaré:

—No, por favor. Esto queda entre Dios, tú y yo.

Lloré todo el camino mientras conducía hacia mi departamento. Pero eran lágrimas de felicidad. Había gente realmente buena en este mundo. Alguien que casi no me conocía pensaba que merecía la pena ayudarme.

Al día siguiente, volví a la tienda del joyero y de nuevo me dio un cheque a cambio de los anillos. Pagué el alquiler del mes siguiente. Mis hijas y yo íbamos a salir adelante, lo sabía.

Ese acto de generosidad tuvo un impacto tan grande sobre mí que supe que haría todo lo posible por salir de ese oscuro pozo en el que había estado sumida. No era tanto el hecho de que la maestra me hubiera dado esas joyas o de que pudiera pagar el alquiler, fue el gesto en sí, el hecho de que ella tuviera esa fe y confianza en mí. No lo sentí como un acto caritativo. Lo recibí como un regalo del destino, y me dispuse a sacarle el mayor partido. En ese momento me convencí de que encontraría la manera de salir adelante. Desde entonces, procuro dar una mano siempre que esté a mi alcance. Sé que detrás de la más grande de las sonrisas puede haber un corazón en pedazos. No soy una santa, claro, pero, cuando tengo la oportunidad, ahí estoy para quien lo necesite.

Lo más importante que aprendí de aquella vivencia es que las mujeres sí ayudan a otras mujeres.

REINVENTÁNDOME EN LA ERA DIGITAL

Creo firmemente que para salir de una situación desagradable hay que estar abierta a las oportunidades, no importa lo pequeñas que parezcan. Debemos armarnos de valor y atrevernos a aprovecharlas. No hay que dejar que el orgullo se interponga en nuestro camino. Si te permites aprovechar tus habilidades, tengas la edad que tengas, quizá te sorprendas de lo que eres capaz de conseguir.

Un día, un joven empresario me dijo que había leído mi perfil en Facebook. Necesitaba una escritora y pensó que quizá yo era esa persona. Así conseguí mi primer encargo para Internet por una cantidad de dinero muy pequeña y sobre un tema que no dominaba. Ahora mismo esa cantidad me parece incluso ridícula, pero, para una madre sin dinero y sin trabajo, esos pocos dólares eran un regalo. Al menos era escribir. Podía seguir trabajando desde casa. Era perfecto. Cada día tecleaba como si mi vida dependiera de ello. Y, en cierto modo, así era.

Estaré eternamente agradecida por ese encargo inesperado. Yo, por entonces periodista y autora de quince libros, tenía que escribir *posts* que no eran exactamente inspiradores. Pero lo hice. Y lo hice con mucho gusto. Cada dos semanas abría el sobre con el cheque de mis honorarios y, con el corazón lleno de alegría, iba al banco a depositarlo.

Al poco tiempo, conocí a otra persona que requería los servicios de una escritora para el contenido de páginas web. No era mi pasión, pero de nuevo me pagaban por escribir.

Para ofrecer a mis nuevos clientes el mejor servicio, empecé a leer todo lo que encontraba sobre cómo escribir para Internet y optimizar los artículos para Google o cualquier buscador. Sentí que se me había abierto una ventana de oportunidades y quería aprovecharla al máximo. Periódicos y revistas parecían fuera de mi alcance, pero esto de escribir en Internet me permitía cubrir mis gastos. Quería aprender todo sobre los medios de comunicación digitales.

Mis clientes estaban contentos con mi trabajo y mis ingresos crecían. De vez en cuando contactaba a otros clientes con los que había trabajado en el pasado. Un día, una editora con la que trabajé cuando se lanzó la página de Babycenter.com en español me dio la feliz noticia de que tenía presupuesto para hacerme algunos encargos. Escribí varios artículos y traduje bastante contenido para el sitio. Después de dos largos años de desesperación, sentí que recuperaba el control de mi vida.

Por supuesto que trabajar por tu cuenta (algo que he hecho toda mi vida) tiene sus altibajos. Cuando estás en la cresta de la ola es maravilloso, porque puedes ahorrar dinero y prepararte para los meses en los que no tendrás tantos encargos. Pero cuando estás empezando de cero no es tan fácil. Cada centavo cuenta, y un mes poco activo puede ser terrible económicamente.

Un mes, cuando el flujo de trabajo se estancó, una colega me avisó de que una publicación digital, que en aquellos momentos pertenecía al *New York Times*, buscaba escritores para su nueva sección en español. Si conseguía el trabajo, significaría un pequeño ingreso mensual a cambio de un montón de trabajo: ocho artículos, ocho *posts* en el blog y una hoja informativa semanal. Pero yo solo veía la entrada de dinero fijo. Eso era suficiente motivación.

Cuando recibí el correo avisándome de que había sido seleccionada —junto con otras escritoras— para hacer las pruebas de la sección para mamás, me sentí súper emocionada. El detalle era que el proceso de selección duraría ¡cuatro semanas!

Trabajé incansablemente. No solo se trataba de escribir. Tuve que aprender todo sobre la optimización de artículos para Internet. Pronto recibí la buena noticia de que había pasado a la segunda parte de la selección. Eso significaba crear una página web de prueba. Nunca había visto el entramado que hay detrás de una página web y no sabía si sería capaz de crearla.

Todo esto era nuevo para mí. Pero también lo era el posible ingreso fijo. Deseaba tanto conseguirlo que casi lo veía materializarse.

Creo que fue uno de los mayores retos tecnológicos a los que me he enfrentado hasta ahora. Pero lo hice. Construí mi página web y la entregué a tiempo.

Estaba tan exhausta y tan aliviada de haberla terminado que me dije que, si no conseguía el trabajo, al menos había sido un gran aprendizaje. Había adquirido toda una serie de nuevas habilidades en un espacio de tiempo muy corto.

Cuando recibí el correo electrónico diciéndome que había conseguido el puesto, lloré de alivio. Eso fue el humilde comienzo de algo mucho más grande.

Mientras tanto, se publicó en España un libro que había escrito en medio de todas estas turbulencias, *Volver a empezar*, sobre encontrar de nuevo el amor en la mediana edad. Contacté al director de la agencia de noticias EFE en Miami, a quien conocí años antes mientras yo escribía para un periódico de Florida, y la agencia publicó una nota de prensa muy completa sobre mi libro. Se lo agradecí mucho.

Unos meses más tarde, recibí un correo electrónico del mismo director de EFE ofreciéndome ser la editora de una nueva publicación digital para latinos en inglés.

Una semana más tarde, llena de ilusión y también con un poco de miedo, acepté la oferta.

Reuní un equipo de colaboradores y saqué adelante la sección. En pocos meses aprendí muchísimo sobre cómo manejar un equipo y llevar un calendario de publicación.

Esto me enseñó que la necesidad es realmente la madre de la invención. Nunca es demasiado tarde para aprender nuevas habilidades o desempeñarte en un nuevo medio.

Después de esta oportunidad surgió otra aún mejor: ser la editora jefe de otra publicación digital para madres latinas, Mamiverse. com, que me obligó a aprender aún más aspectos del mundo digital.

Dirigir una publicación que durante un tiempo fue una de las más prestigiosas de la comunidad latina de Estados Unidos fue una maravillosa y enriquecedora experiencia durante dos años. Continué con mi compromiso de mantenerme siempre al día con lo último en Internet y de ser una editora comprensiva y con empatía. Quería servir bien a las lectoras.

Era difícil de creer. Dos años y medio después de haberme quedado sin nada, me ganaba la vida bien y haciendo algo que me encantaba.

¡LANZANDO MI PROPIA PLATAFORMA, VIVA FIFTY!

Cumplí los cincuenta en agosto del 2013, con mucha alegría. Muchas mujeres me preguntan si no tuve miedo al darme cuenta de que se acercaban los cincuenta. La respuesta es que, sinceramente, no. Pero a mi alrededor veía una realidad muy diferente.

A través de conversaciones con amigas y colegas había ido descubriendo que las mujeres, por lo general, tenemos miedo no solo de envejecer, sino de la discriminación por la edad. Algunas mujeres que están en la década de sus cuarenta e incluso sus treinta no se atreven a revelar su edad porque sienten que en tal caso no conseguirán un empleo o no lograrán tener una relación amorosa. Algunas también me confesaban que estaban en crisis. En cambio, yo, a los cincuenta, me sentía mejor que nunca, física, emocional y profesionalmente.

Por ello fundé VivaFifty.com en enero del 2014. Lancé esta página web para comunicarme con otras mujeres que también quieren celebrar la vida a partir de los cincuenta.

Teniendo en cuenta que lo hice sin inversores ni capital, yo misma me sorprendo de lo que pueden conseguir la visión, la determinación y el trabajo duro. ¡En menos de un año conseguí un alcance importante en las redes sociales y una considerable audiencia para el sitio Viva Fifty!

Hoy, los distintos aspectos de Viva Fifty Media y mi marca personal como *influencer* digital en LorraineCLadish.com mantienen a nuestra familia de cinco personas.

Esto no hubiera sido posible si no me hubiera visto obligada a reinventarme en la mediana edad. Espero que te sirva de inspiración para encontrar maneras de cambiar de rumbo si el que sigues ahora no te lleva a buen puerto.

SUGERENCIAS PARA REINVENTARTE

1. Elabora una lista de vicisitudes que hayas atravesado y superado a lo largo de tu vida. Recuerda cómo superaste cada reto. Esto te ayudará a darte cuenta de que eres capaz de superar cualquier obstáculo presente o futuro.

2. Cada vez que alguien te haga un cumplido, anótalo en un cuaderno o en un papel. Guárdalos todos. Léelos cada vez que necesites un recordatorio de tus atributos y puntos fuertes.

3. Lleva un diario de todo aquello por lo que estás agradecida. Escribe en él por la mañana o por la noche. Cuando diriges el foco a lo bueno que hay en tu vida, tienes más energía y una actitud más positiva.

4. Anota tus temores y preocupaciones en otro cuaderno. Al final de cada mes comprobarás que algunas de ellas nunca se materializaron. Esto te ayudará a dejar de lado la preocupación.

5. Haz una lista de tus habilidades y talentos, y piensa en cómo puedes aplicarlas a un nuevo empleo o a tu propio emprendimiento.

6. Busca mentores: personas que tienen éxito en el terreno en que quieres desempeñarte. Pídeles consejo y sigue sus directrices. A cambio, proponte ayudar a personas más inexpertas o más jóvenes que tú.

7. Plantéate dedicarte a lo que te apasiona en cuerpo y alma. No esperes al momento adecuado, porque el momento perfecto no existe. Siempre puedes ir mejorando lo que ya iniciaste. No se puede perfeccionar lo que nunca comenzó.

8. ¿Cuál es tu definición de éxito? No te preocupes de qué significa para los demás. Y recuerda que el dinero no lo es todo; ser dueña de tu tiempo y dedicarte a lo que te gusta también es sinónimo de abundancia.

CAPÍTULO 2

La AUTOESTIMA, la PROSPERIDAD y la ABUNDANCIA están en tu MANO

Los dioses ayudan a quienes se ayudan a sí mismos.

—ESOPO

La mayoría de mujeres a partir de una cierta edad, que no es la misma para todas, empiezan a sentirse ignoradas por la sociedad. Esto se ha convertido casi en un cliché. Nos sentimos invisibles en el campo profesional, ante los hombres e incluso ante mujeres más jóvenes. Lo cierto es que hemos tenido que enfrentarnos a tantos obstáculos, simplemente por el hecho de ser mujeres, que encuentro que este es uno más. Pero, claro, no debería ser así, y creo que podemos cambiarlo.

Cuando tenía veintitantos años, me sentía «demasiado joven» y me parecía que la sociedad no me tomaba en serio. A los treinta me sentí por fin adulta. Pero a los treinta y cinco el médico me avisó de que me estaba haciendo demasiado mayor para tener hijos. ¿Cómo combatir la sensación de que no tenemos la edad «correcta»?

No podemos permitir que la sociedad dicte cómo nos sentimos. Si tomamos la decisión consciente de aceptar y celebrar nuestra mejor edad —la que tenemos ahora— sin importar que tengamos treinta y tantos, cuarenta, cincuenta o más, nadie puede hacer que nos sintamos mal debido a nuestra fecha de nacimiento. Te garantizo que, si tienes una sensación de propósito y vives con pasión, no pasarás desapercibida.

Uno de los motivos por los que lancé la página web VivaFifty. com era porque estaba harta de ver a tantas mujeres estupendas malgastando su tiempo y energía preocupadas por su edad.

Hay muchas cosas que podemos hacer para sentirnos empoderadas y para celebrar nuestra feminidad. Una de ellas es tener amigas de todas las edades. Nunca he hecho amistades basándome solo en la edad de la persona. Siempre lo he hecho sobre la base de intereses comunes. A los cincuenta y tantos salgo de fiesta con amigos de veintialgo y treinta y tantos. Practico yoga con personas de entre veinte y setenta y pico de años. Tengo conversaciones interesantísimas con personas que podrían ser mis hijos y con otras que podrían ser mis abuelos.

Es cierto que después de cierta edad es difícil sentirse invencible, especialmente cuando nuestros amigos empiezan a enfermar o incluso morir. Pero hay maneras de seguir con la mirada puesta en la parte positiva de la vida y abordar las partes difíciles con compasión y empatía. Como ya dije, siempre he mantenido un diario de agradecimientos que me ha ayudado a seguir adelante incluso en mis peores momentos. Cuando me siento baja de moral, miro la lista de cosas por las que estoy agradecida. Me anima de inmediato. También mantengo una lista de cumplidos o halagos que me han hecho. Tendemos a fijarnos en los comentarios negativos y pasar por alto las cosas buenas que nos dicen. Realmente me ayuda leer los piropos que he recibido en algún momento. Si empezáramos a hacer esto de muy jóvenes, seguramente tendríamos la autoestima mucho más alta en general. Imagínate cómo mejoraría nuestra vida.

Desde la más tierna juventud deberíamos aprender a discernir lo que significa para nosotras el éxito y la prosperidad. Yo tuve suerte. Descubrí a una edad temprana que ni quería ni era capaz de soportar un empleo de oficina, con horario fijo. Y he conseguido trabajar toda la vida, desde los dieciocho años, sin realizar ese tipo de trabajo tradicional, hasta el día de hoy. Para mí es un orgullo poder decir que nunca he sido empleada de nadie, no he estado jamás «en plantilla». Personalmente, lo veo como una manifestación del éxito. También es una forma de prosperidad: soy la dueña de mi tiempo y puedo estar involucrada en la vida de mis hijos, mientras escribo libros y dirijo un negocio.

Comprendo que esta no es la realidad de todas las mujeres y que la mayoría tiene un trabajo tradicional. Lo importante es que cada una, a la edad que sea, sepamos qué significa para nosotras el éxito y la prosperidad. Si tu trabajo de maestra, enfermera, peluquera o cualquier otra profesión te satisface, eso es un éxito. Que nadie te diga lo contrario. En cambio, si quisieras cambiar de profesión, mejorar tu relación de pareja, mudarte de ciudad, no permitas que nadie te haga dudar de lo que deseas conseguir.

Ahora les digo a mis hijos que, aunque es importante, el dinero en sí mismo no nos proporciona ni nos resta felicidad. Una vez que nuestras necesidades básicas están cubiertas y tenemos suficiente para llevar una vida cómoda, es cosa nuestra usar el tiempo y la energía de manera inteligente.

A menudo rechazo invitaciones sociales porque no me veo malgastando energía en conversaciones sobre el tiempo meteorológico o sobre un programa televisivo, cuando podría estar escribiendo o disfrutando de mi familia.

Si piensas que es demasiado tarde para alcanzar tus metas o el trabajo de tus sueños, te cuento que mi hermana consiguió el empleo de su vida a los cincuenta años. Es maestra en una escuela privada de mucha categoría en California. Dice que nunca había tenido un sueldo tan alto en toda su vida. Y ¿sabes qué? No terminó su carrera universitaria y la escuela lo sabe. Pero su experiencia dando clases desde los dieciséis años suplió su falta de título universitario.

Si eres capaz de discernir cuáles son tus prioridades desde joven, es más fácil aceptar las oportunidades y rechazar los proyectos que solo son una pérdida de tiempo. Pero nunca es tarde para reevaluar tu vida y tomar el tipo de decisiones que apoyarán tu visión de futuro. Para empezar, hay que darse cuenta de que todas tenemos más de una opción cuando se trata de encontrar nuestro propósito en la vida. Además, esto puede ir cambiando según pasa el tiempo. Así que, si en algún momento te sientes confundida, un poco a la deriva, y no sabes realmente a qué quieres dedicarte, no te desesperes. Puedes emprender acciones que te permitirán descubrir qué es lo que te apasiona.

Uno de los mejores métodos es hacer un *collage* de recortes de revistas. Cada recorte ha de representar un concepto que te conmueva. No tienes que hacerlo en un solo día. Puedes ir añadiéndolos poco a poco. Si al cabo de varios meses reuniste imágenes de cámaras fotográficas, paisajes, está claro que te inclinas por la fotografía. Si en cambio tu *collage* consiste en frases inspiradoras, misiones en países lejanos, etc., tu propósito es ayudar a los demás. ¿Qué tipo de trabajo te permitiría hacer esto?

Hay que pensar, sobre todo, que nuestro propósito en la vida no ha de ser algo grandioso ni relacionado con el arte o los negocios. Ni tan siquiera ha de implicar ganar muchísimo dinero. Ha de ser algo que te permita sentirte satisfecha contigo misma. La vida es demasiado corta para malgastarla haciendo lo que creemos que debemos hacer en lugar de lo que deseamos hacer.

LA IMPORTANCIA DEL CUIDADO DEL ALMA

A cualquier edad, pero sobre todo a partir de los treinta y cinco, es vital cuidar el alma. Cada una puede hacerlo como más le guste: mediante la religión, con ejercicios espirituales, practicando meditación o escuchando cantos gregorianos. Lo importante es darse cuenta de que, a medida que nuestro cuerpo cambia, y para no caer en la más profunda de las depresiones, hay que rescatar el verdadero sentido de la vida, que, a pesar de que soy defensora de cuidar el cuerpo, creo que reside en nuestro interior. La belleza y la juventud física son muy agradables de tener, pero llegado un momento se terminan. En cambio, el potencial de crecimiento espiritual no tiene fin.

Cuando empiezas a darte cuenta de que el paso del tiempo va en serio, y de que, si tienes suerte, cumplirás no solo cuarenta años, sino también cincuenta, sesenta, setenta y más, debes buscar la paz interior, que es la base de todo.

En la juventud, hablamos de los viejos como si fueran de otra especie, pero todos seremos viejos algún día, así que más vale que nos vayamos preparando espiritualmente para ese hecho. Además, es una suerte llegar a la vejez.

Si el cumplir años te produce inseguridad, tristeza o confusión, busca solaz en el cuidado del alma. Aprende a disfrutar de las pequeñas cosas de la vida y proponte dar pasos hacia el autoconocimiento y la paz interior. En el entorno que nos rodea, no es fácil, pero tampoco es imposible de alcanzar.

No esperes a tener noventa años para empezar a conocerte y a cuidarte interiormente. La serenidad es una de las características más bellas de una persona, a cualquier edad. Para qué nos vamos a engañar, eso de que la arruga es bella es discutible, pero, de cualquier manera, hay que aprender a mirar más allá de la imagen que nos devuelve el espejo. Pasamos la juventud pensando que estamos demasiado gordas o demasiado flacas, que somos demasiado altas o bajas, y, según pasan los años, inventamos nuevos complejos que sustituyen a los anteriores.

¡Ya está bien de tonterías! La belleza interior es la que perdura. La paz interior, el autoconocimiento, la alegría de vivir, tener una sensación de propósito en la vida, todo esto contribuye a transmitir vitalidad y juventud de espíritu.

Citando a su manera a Ortega y Gasset, mi abuelo me repetía con mucha razón: «No se puede ir por la vida como si fuera un dolor de muelas». Además, la serenidad y la alegría rejuvenecen a cualquiera, y constituyen una actitud contagiosa. ¿Cuántas mujeres guapas, ricas y jóvenes son infelices? Marilyn Monroe fue una de ellas. Jane Fonda ha admitido públicamente que de joven padeció bulimia y luchó contra su baja autoestima. Cristina Onassis (hija del difunto magnate griego Aristóteles Onassis) tenía dinero para haberse podido someter a cualquier tratamiento psiquiátrico, y, siendo aún joven, se suicidó.

Hay un momento para empezar a buscar serenidad, autoaceptación y una vía certera hacia la felicidad, que es en definitiva un camino y no un destino, y ese momento es ahora.

La espiritualidad es una actitud ante la vida, una forma de estar en el mundo, que nos ayuda a aceptar el paso del tiempo con buen humor y contribuye a que vivamos cada día con una mayor profundidad y agradecimiento, en lugar de dedicarnos a lamentarnos por cada nuevo surco en nuestro rostro o por la llegada de cada nuevo cumpleaños.

La vida nos zarandea con frecuencia, como si fuésemos marionetas, y hay que tener fuerza de ánimo, fuerza interior, para combatir esos embates que suelen aparecer de improviso. Vivir es eso: soportar los vaivenes, los altibajos de nuestro devenir desde que nacemos hasta que morimos. Hay gente que no está preparada para soportar los envites del destino y sufren mucho por ello.

Debemos prepararnos para soportar todo lo que nos eche el destino. Podemos hacerlo mediante:

- La meditación.
- La lectura de libros.
- La religión.
- La contemplación de la madre naturaleza.
- La idea de que todo tiene un sentido.

SUPERA POR FIN TUS AFECCIONES EMOCIONALES

Si padeces de depresión, ansiedad o cualquier otra afección mental y emocional, trátala ya. En la primera juventud somos más proclives a que nos dé vergüenza admitir que padecemos trastornos afectivos. A los diecisiete años padecí de mi primera depresión clínica. La siguiente fue alrededor de los treinta y uno, después de una tempestuosa ruptura sentimental. Durante mucho tiempo tuve vergüenza de admitir en público que he necesitado terapia psicológica y psiquiátrica. Pero, en cuanto me atreví a confesarlo en uno de mis libros, muchas lectoras me escribieron diciendo que ellas también padecían o habían padecido de depresión o ansiedad.

Te sorprendería saber cuántas mujeres de hoy padecen de estrés y ansiedad, y cuántas toman pastillas o van a psicoterapia para contrarrestarlo. Como me dijo una amiga psicóloga, «casi todo el mundo padece de ansiedad, y cada uno lo sobrelleva como puede». Así que, si te encuentras sufriendo por esto, busca ayuda ya, no temas que se rían de ti. A estas alturas de la vida (en realidad, a ninguna altura de la vida) no tienes que demostrar nada a nadie. Todos estamos en el barco de nuestra existencia, y lo importante es tomar el timón, no importa lo que piensen los demás. Recuerdo cuando, después de una difícil mudanza de casa y de país, compré un libro sobre la ansiedad, con pudor por lo que pudiera pensar el cajero de la librería cuando me dispuse a pagarlo. Cuando leyó el título, el hombre me dijo: «Por favor, cuando lo lea, dígame si el libro le da resultado. Tengo ataques de pánico a diario, aun con las pastillas que tomo». Afirmo, por experiencia, que la mejor forma de combatir la ansiedad —así como el estrés, la depresión o cualquier otra cosa— es admitiéndola, y afrontándola a pesar de nuestros miedos e inseguridades.

Una vez, durante la presentación de uno de mis libros, sentí que me iba a desmayar, incluso perdí la visión por unos segundos, pero continué hablando como si no pasara nada. Nadie salvo yo se dio cuenta. Un psicólogo me dijo después que esa actitud de seguir hablando en lugar de sucumbir al pánico me garantizaba la superación del miedo escénico. Lo importante es seguir adelante a pesar del miedo, y solo así lo venceremos. Todas las personas nos enfrentamos a temores, fundados o infundados, y, aunque no seamos culpables de padecerlos, sí somos responsables de resolverlos. Si consigues superarlos, te sentirás invencible. Esto siempre es importante, pero repito que, cuando estás en lo que posiblemente sea el ecuador de la vida, es vital. No quieres pasar el resto de tus días amargada.

MÁRCATE OBJETIVOS Y HAZ LO NECESARIO PARA ALCANZARLOS

¿Crees que te sentirías mejor si dejaras tu profesión actual y comenzaras un negocio propio? ¡Hazlo! ¿Estás harta del lugar donde has vivido durante los últimos veinte años? ¡Múdate! ¿Te gustaría divorciarte, casarte, tener novio o vivir sola el resto de tus días? ¡Da el paso! Sea lo que sea, ¡hazlo ahora! ¿Qué o quién te lo impide salvo tú misma? Lo bueno de tener treinta y cinco, cuarenta e incluso cincuenta y tantos años es que todavía eres joven, y tienes tiempo de cambiar lo que no te gusta de tu vida, con la ventaja de que seguramente la experiencia acumulada te ayuda a tener las ideas más claras que antes. Nunca es demasiado pronto ni demasiado tarde para marcarse objetivos. Ahora es el momento de mirar atrás, no para arrepentirte de lo que hiciste mal ni para añorar el pasado —que siempre recordamos diferente de como fue en realidad—, sino para hacer balance y preguntarte qué te queda por cumplir.

Tengo una amiga, Isabel (no es su nombre real), que a los cincuenta y muchos ha dejado un trabajo muy bien remunerado y de gran prestigio para dedicarse a escribir. Lo pensó mucho porque, claro, no es fácil dejar un empleo fijo y relativamente seguro (aunque soy de la opinión de que la seguridad no existe) para lanzarte al ruedo de la incertidumbre creativa. Después de varios meses de esta nueva vida, Isabel me dice que sus ingresos son mucho menores que antes, pero que hacía tiempo que no se sentía tan feliz y entusiasmada.

¿Qué hay en tu vida que ya no te sirve? Puede ser tu trabajo, el lugar donde vives, los amigos con los que alternas, tus aficiones o tu pareja. La realidad es que alcanzar una nueva década, sea la que sea, nos afecta psicológicamente y nos predispone al cambio. Aprovechemos eso y deshagámonos de todo lo que nos sobra, incluidos malos hábitos, patrones de conducta o estilos de vida nocivos.

No solo sabes que fumar es malo, sino que sientes físicamente los efectos del tabaco: por las mañanas toses como un viejo, te quedas sin aliento al subir al autobús, o tienes ya los dientes marrones y arrugas alrededor de los labios. También podrías pensar que, a estas alturas, para qué quieres dejar de fumar, y la respuesta que te puedo dar es: para vivir como mínimo cuarenta o cincuenta años más, sintiéndote bien físicamente y con la piel más bonita. Si tienes hijos, o incluso nietos, deberías dejar de fumar para poder verlos crecer y formar parte activa de sus vidas. Y también para poder hacer muchos planes y disfrutar de la segunda mitad de tu existencia.

A partir de los treinta y cinco, los cuarenta o incluso los cincuenta, puedes por fin buscar la relación que realmente quieres, o, por lo menos, abandonar o evitar la relación de pareja que no quieres. Ya sabemos que la pasión del principio no dura para siempre y que los hombres tarde o temprano terminan por ventosear delante de ti, por dejar los calzoncillos en el piso, etc. Por esto, si estás en una relación que fundamentalmente es buena, y además tienes hijos, la madurez que conlleva el cumplir años te llevará a buscar formas de mejorar los aspectos no tan buenos de tu matrimonio o convivencia, y a dejar de pensar que te iría mejor con el vecino, que es soltero y está buenísimo.

Por otro lado, si realmente no te compensa en absoluto aguantar los pelos de la barba de tu pareja en el lavabo, y si además no tienen tema de conversación, intereses comunes, ni ganas de buscarlos, es mejor que abandones el barco ahora que todavía estás joven, eres intelectual y emocionalmente madura y te encuentras en tu plenitud sexual. No es que sea defensora de divorciarse ante el primer obstáculo en un matrimonio, nada de eso. Pero sí creo que todas merecemos la oportunidad de disfrutar de una relación equitativa y mutuamente satisfactoria. De lo contrario, no hubiera deshecho mi propio matrimonio, que se había convertido en una cárcel emocional para ambos. Confecciona una lista de cosas que quieres hacer antes de cumplir la siguiente década (y, cuando llegues a esa edad, revisa la lista y haz una nueva de las cosas que deseas realizar antes de la siguiente década). Escribe todo lo que se te ocurra, desde saltar en paracaídas desde un avión hasta dar la vuelta al mundo, pasando por aprender otro idioma. No te pongas límites. Algunas personas han empezado a practicar deporte pasados los cuarenta y han llegado a correr maratones a los sesenta y tantos.

Poner por escrito tus metas es el primer paso hacia desarrollar un plan para llevarlas a cabo. Implica reconocer tus propios deseos, que cobran más fuerza cuando los ves en un papel o en la pantalla de un ordenador. Hacerlo a mano les otorga todavía más fuerza. Si crees que no podrás hacer alguna de las cosas que te has propuesto, pregúntate por qué. ¿Por miedo? ¿Inseguridad? ¿Falta de recursos o de tiempo? Busca argumentos para rebatir tus propias trabas y así superar los obstáculos que te pones. Proponte conseguir aquello que más te apasione, aunque sea lo más descabellado y difícil de tu lista. El hacer todo lo posible por lograrlo aumentará tu autoestima y tu fe en ti misma de tal manera que, a partir de ese momento, serás capaz de cualquier cosa que te propongas. Puede ser establecer tu propio negocio, aprender a esquiar, escalar una montaña o tener un hijo. O algo tan sencillo como aprender a teclear sin mirar el teclado (yo lo hice a los treinta y seis años, y ahora escribo a toda velocidad, tras décadas de teclear con solo dos dedos).

Hay que considerar, sin embargo, que, si te gusta tu vida tal y como es ahora, no hay motivo para hacer ningún cambio. Por otro lado, las crisis de edad pueden provocar que algunas personas se lancen a hacer barbaridades de las que luego se arrepienten.

Rodéate de personas afines, que tengan un alto nivel de energía positiva. No cuentes tus proyectos e ilusiones a quienes sabes de antemano que no te van a apoyar ni se van a entusiasmar, o que incluso van a sentir envidia. Su baja energía o sus celos podrían significar la muerte de tu anhelo. No compartas indiscriminadamente tus sueños y tus logros. Poco a poco descubrirás, si no lo has hecho ya, quiénes son las personas que, con su apoyo y su entusiasmo, actúan como catalizadoras de la consecución de tus empresas. Piensa en alguien que siempre se alegra cuando le cuentas tus éxitos, y que además te ofrece ideas y sugerencias para alcanzar tus metas. Proponte compartir con ella tus propósitos a partir de este momento. Ahora piensa en alguien que suele reaccionar con indiferencia o incluso con menosprecio cuando le cuentas un proyecto o algo que conseguiste. Proponte mantenerte alejada de ella, o simplemente no contarle nunca tus inquietudes ni tus logros.

DISFRUTA DE TU MEJOR EDAD

¿Qué otra opción te queda? O bien te niegas a aceptar que vas a seguir cumpliendo años y sufres, o te armas de valor y buenos propósitos, y te planteas disfrutar del hoy y del mañana. Pero ¿cómo voy a disfrutar de tener cada vez más arrugas y menos años de vida por delante?, dirás tú. Buena pregunta. Y tengo una buena respuesta: porque no te queda otro remedio.

Acabo de comer un pastel y de pronto me doy cuenta de que lo disfruté sin pensar si engordaría, si me saldrían granos o si me provocaría un ataque de ansiedad y ganas de comerme diez más. Esto, a mis veinte o incluso treinta años, no era posible. Estaba llena de complejos, tenía terror a engordar y no sabía disfrutar el presente. Cuando hace unos minutos saboreaba el pastel derritiéndose en mi boca, recordé una reunión hace ya casi trece años en la que me presentaron a la nueva editora de un periódico.

Pensé que, con sus escasos veinte años, cómo iba a saber dirigir un periódico, y cómo iba a decirme a mí, que le doblaba la edad, lo que tenía que hacer. Curiosa reacción, porque, cuando yo tenía la edad de la jovencísima editora, me sentía superior a personas de cuarenta años. Pensaba que yo estaba «al día» y el dinosaurio de cuarenta o cincuenta años me parecía caduco y sin interés. Qué equivocada estaba.

Lo que ocurrió con la editora que era mucho más joven que yo fue que me enseñó las bases del periodismo y me dio la oportunidad de desempeñarme como reportera. Esto me sirvió de lección para adoptar una actitud abierta, de humildad y predisposición a aprender de personas de todas las edades.

CONTRIBUYE A EVITAR LA
DISCRIMINACIÓN POR LA EDAD

Está en nuestra mano cambiar la imagen que se tiene de la madurez y la actitud de los jóvenes hacia sus mayores. A continuación presento algunas sugerencias acerca de cómo se puede contribuir a ello:

- Si eres actriz, no te hagas la cirugía estética. Ofrécete para representar papeles de mujeres maduras y de cualquier condición, no solo heroínas jóvenes y guapas.
- Si eres escritora, escribe historias sobre protagonistas de tu edad. A las mujeres nos gusta leer argumentos y ver películas sobre nuestras coetáneas. Queremos saber lo que piensan, lo que hacen y cómo sienten otras mujeres en parecida situación. A las jovencitas les gustan las películas cuyas protagonistas no necesitan cremas antiarrugas; en cambio, nosotras queremos ver películas protagonizadas por mujeres maduras.
- Si eres ejecutiva, contrata mujeres mayores y con experiencia, y no solo jóvenes recién salidas de la universidad.
- Enseña con el ejemplo a tus hijos a «respetar las canas», en todos los sentidos.
- Lee libros de autoras de cualquier edad, y no solo de las jóvenes promesas.
- Si eres publicista, usa modelos que realmente tengan cincuenta años, y no jóvenes de treinta simulando tener cuarenta y cinco.
- Si eres diseñadora, adapta la ropa al cuerpo de todas las mujeres, tanto las de veinte como las de cincuenta años. Por otro lado, tampoco hay que diseñar «ropa para señoras». Hay estilos intemporales y para todas las edades.

- Si eres peluquera, peina a las mujeres de acuerdo a su estilo propio y su personalidad, no solo en función de su edad cronológica.
- Si eres maestra, enseña a tus alumnos el valor de la experiencia acumulada y ayúdales a prepararse no solo para la vida, sino también para la madurez y la vejez.
- Si eres periodista, entrevista a mujeres maduras y escribe artículos sobre y para nosotras.
- Si eres médico, ponte al día de los últimos estudios sobre el proceso de envejecimiento y ayuda a tus pacientes a afrontar el paso del tiempo con optimismo.
- Si trabajas en una empresa, no permitas que pase desapercibida la discriminación por la edad. Denúnciala si sientes que has sido víctima de esto. Apoya a mujeres que sabes que son discriminadas por tener una cierta edad.

APROVECHAR LAS HERRAMIENTAS DE SUPERACIÓN PERSONAL

Como autora y lectora de libros de superación personal, compartiré contigo algunas cosas sobre este tipo de libros, para que puedas sacarles el mayor partido. Ten en cuenta que cualquier libro que prometa enseñarte a ser feliz, a escribir, a educar a tus hijos, o incluso cómo disfrutar de tu mejor edad, solo conseguirá su cometido si tú pones de tu parte como lectora. La mayoría de libros de autoayuda contienen siempre algún mensaje provechoso, pero ninguno te cambiará la vida a menos que estés dispuesta a poner en práctica sus ideas o sugerencias.

A veces llega un libro a nuestras manos en un momento en que no estamos preparadas para recibir su mensaje, y, o bien lo rechazamos o, si lo leemos, no lo valoramos. En cambio, cuando nuestras circunstancias cambian, es posible que el mismo libro que teníamos abandonado sobre un estante nos proporcione solaz en momentos difíciles, o nos dé las claves para superar un problema o para enfrentar la vida desde otra perspectiva.

En los países hispanos, hasta hace relativamente pocos años, no había cultura de leer libros de autoayuda. Se consideraba poco menos que una debilidad, mientras que ahora se acepta que la solución a veces sí está en los libros. Encuentro que los mejores libros de autoayuda se apoyan en la experiencia personal del autor, y no es porque yo lo haga. Yo escribo acerca de mi propia experiencia porque, como lectora, me ayuda más leer acerca de los sentimientos de otro ser humano que comparta mis propias inquietudes que un libro puramente informativo, y pienso que a otros lectores les puede pasar lo mismo. A los veinte años compraba indiscriminadamente tomos sobre cualquier problema o preocupación, buscando en ese libro la solución definitiva. Prácticamente llegué a tener una biblioteca entera de títulos de autoayuda, pero eso no implicó que tuviera mi vida resuelta, porque seguía buscando la solución en nuevos libros, en lugar de aplicar a mi vida los principios de los que ya había leído.

Con el tiempo, me hice más selectiva al elegir qué libros de autoayuda leer y también advertí que muchos contenían básicamente los mismos mensajes, que en realidad eran aplicables a cualquier situación. Como resultado de ello, ahora procuro sacar el mayor jugo posible a cada libro de superación personal que leo y no le pido imposibles. De cada uno extraigo las ideas principales, y me empeño en ponerlas en práctica cada día.

¿No te ha pasado alguna vez que has leído un libro y te ha parecido que lo podrías haber escrito tú misma? ¿No has sonreído diciéndote: «Ya sé que para adelgazar tengo que comer menos y hacer más ejercicio»? ¿Has terminado de leer algún libro sintiéndote motivada y con ganas de comerte el mundo, para meses más tarde encontrarte de nuevo buscando la solución a tus problemas en otro título? No eres la única, te lo aseguro.

Para sacar el mayor provecho de un libro de superación personal asegúrate de que, cuando lo hojeas en la librería, te sientes cómoda con el tono del autor, aunque no estés de acuerdo con todo lo que dice. No es preciso estar de acuerdo con todas sus ideas para aprovechar las que te sirven.

Las mejores enseñanzas se obtienen durante la relectura. Subraya o anota en un cuaderno las ideas clave que te han impactado, aunque ya las conocieras. De vez en cuando, abre el libro de nuevo y relee los párrafos o los capítulos que más te gustaron durante la primera lectura.

Cuando lo releas, dependiendo de tu situación emocional, mental y espiritual, obtendrás mensajes diferentes del mismo texto. Aprovecha eso. No dejes que el título de un libro influya totalmente en tu decisión de comprarlo: aunque es un factor importante, a veces ni siquiera el propio autor lo ha decidido, y es posible que un libro con un título poco pegadizo y nada impactante sea muy bueno, y puede ocurrir todo lo contrario: que otro con el título perfecto, una vez comprado, no te interese en absoluto.

En cada etapa de tu vida, sin duda cambiarán tus hábitos de lectura. La entrada en la madurez es buena época para reevaluar qué tienes en tu biblioteca o en tu lista de títulos leídos, y qué es lo que quieres leer o releer a partir de ahora. Si te gustan los libros sobre el desarrollo espiritual, no dejes que el hecho de que hablen de religiones o creencias distintas de las tuyas te impida captar su mensaje principal.

Somos mujeres modernas, capaces de discernir las ideas universales, estén en el contexto que estén y vengan de quien vengan. La tecnología ahora me permite leer más que antes, incluso cuando supuestamente tengo menos tiempo para ello. En Florida, donde vivo ahora, las distancias son largas y paso mucho tiempo en el auto. Aprovecho este tiempo para escuchar audio-libros.

Para que realmente funcione, tienes que tomar la superación personal como un estilo de vida y no como un parche que te haga sentir mejor temporalmente.

Comenzar una nueva década es un momento excelente para enriquecerte intelectual, emocional y espiritualmente, también con los libros. De jóvenes vivimos de afuera hacia dentro, y ahora es el momento de vivir desde nuestro interior hacia fuera.

Después de leer a tus contemporáneos, que te explican en lenguaje de hoy conceptos de siempre, busca a los creadores de dichas filosofías y lee sus obras. Estarás mejor preparada para comprenderlas y aplicarlas a tu vida. Pon en práctica cada día al menos un concepto nuevo para mejorar tu autoestima, ser más paciente y, en última instancia, más feliz.

Recuerda que la perfección no existe. Proponte hacer las cosas y perseverar, aunque un día te salgan mejor y otro día, no tanto. El haber cumplido una determinada edad o sentir que has madurado en muchos aspectos no significa que seas inmune a cometer nuevos errores. Esto es humano, y no es un fracaso. El fallo mayor sería no aprender de los errores que todavía nos quedan por cometer. Piensa también que lo que en un momento determinado nos parece un fallo a la larga puede haber sido el paso determinante hacia un cambio positivo. En realidad, en cada momento estamos donde tenemos que estar, incluso cuando tenemos problemas y depresiones. El sufrimiento es una gran oportunidad para aprender y madurar, pero hay que saber aprovecharlo.

VIVE CON PASIÓN

Si hay algo contagioso es la pasión. Si quieres sentirte joven y viva, haz todo intensamente. La sociedad norteamericana, por ejemplo, cada vez más ahoga la pasión, en pos de un entorno políticamente correcto, en el que no haya lugar para los malos entendidos. En cambio, yo creo que lo mejor que tienen las sociedades hispanas es la pasión con la que nos entregamos a todo.

Desde la forma de hablar, festejar, e incluso vestirnos, pasando por el valor que damos a la amistad y el amor, hasta el trabajo y el ocio. Si quieres mantenerte joven de espíritu, pregúntate qué es lo que te apasiona y dedica a ello el tiempo que puedas.

Mi ex-suegra me dijo una vez que redescubrió la pasión cuando fue abuela. Le apasionan sus nietas, y le dan un nuevo sentido a su vida.

No te reprimas, ni pongas siempre buena cara o mantengas la compostura solo para encajar en un mundo que no quiere personas diferentes que resalten o que se salten las normas. No hablo de cometer infracciones ni de hacer cosas ilegales por el sencillo hecho de salirte con la tuya, sino de no vivir pendiente de qué dirán, y hacer las cosas no porque tienes que hacerlas, sino porque quieres hacerlas, desde lo más profundo de tu corazón.

Si alguna vez tienes que hablar en público, solo tengo una sugerencia que darte, y es que tengas en cuenta que, hables de lo que hables, si lo haces con convencimiento y con pasión, te escucharán. Si bailas apasionadamente, nadie se fijará en que no aprendiste salsa en una academia, sino en la calle.

Recuerda cómo te entregabas a las cosas de muy joven, y procura recrear eso en tu vida actual. El fervor de un espíritu joven, combinado con la sabiduría que nos da la experiencia, está a nuestro favor. No hagas las cosas a medias, no te reprimas, no te pongas un muro alrededor para que no te hagan daño.

¡Sigue apasionándote! A cambio, recibirás la recompensa de sentirte joven siempre.

SUGERENCIAS PARA DISFRUTAR DE TU MEJOR EDAD

1. Ámate como eres ahora, con todas tus virtudes y defectos. Lee a menudo la lista de cumplidos que te han hecho los demás. Recuérdate que así eres, perfectamente imperfecta.
2. Proponte leer un libro cada dos semanas sobre temas que te interesen. Leer compulsivamente sobre aquello que quiero aprender me ayuda a marcarme y alcanzar mis metas.
3. Plantéate relacionarte con personas de todas las edades. Si queremos erradicar la discriminación por la edad, hemos de ser las primeras en evitar caer en ella.
4. Celebra cada cumpleaños con cariño. Hazlo como tú quieras, pero celébralo. Así te acostumbras a celebrar la vida y cada década, sea la que sea. Además, serás un buen ejemplo para otras mujeres.
5. Dedícate a una práctica espiritual o religiosa. Aprende a meditar. Está comprobado que las personas que cuidan el aspecto espiritual son más felices.
6. Cada cierto tiempo márcate objetivos. Elige uno o dos y comprométete a hacer lo necesario para alcanzarlos. Una vida sin objetivos puede parecerte carente de sentido.
7. Nada mejor para verte más joven que imaginar qué sentirás cuando mires una fotografía de ti misma a tu edad actual, dentro de diez o veinte años. Esto me quita la angustia en un segundo.

8. Encuentra un pasatiempo que además sea altruista. Las labores de voluntariado ayudan a pensar en otras personas y relativizar nuestros problemas.
9. Haz una lista de cosas que sabes por experiencia, no porque te las contaron o las aprendiste en un libro. Esto te ayudará a apreciar el paso de los años.
10. Pasa tiempo con personas mayores que tú. Su perspectiva de la vida te ayudará a darte cuenta de todo lo que te queda por vivir.

CAPÍTULO 3

Cuidar de la SALUD hoy para EVITAR los ACHAQUES de mañana

La salud no lo es todo, pero sin ella, todo lo demás es nada.

—ARTHUR SCHOPENHAUER

A veces pienso que sería mejor que los médicos no supieran mi edad cronológica. No me gusta nada cuando los doctores de inmediato le echan la culpa de todo malestar a la edad. Es algo fácil de hacer para ellos y difícil de digerir para nosotras. Estoy segura de que hay condiciones que empeoran con el paso de los años, pero no creo que cada dolencia tenga que ver con una determinada edad.

Cuando tenía cuarenta y un años tuve una hernia discal después de mover un sofá bien pesado. Nunca había experimentado tal dolor, ni tan siquiera durante el parto. El dolor se iniciaba en el centro de mi espalda y bajaba por mis piernas. En esa época era corredora, y temía que nunca más pudiera volver a correr. Mis hijas eran chiquitas entonces y yo llevaba siempre una faja ortopédica para poder andar tras ellas todo el día. La pequeña iba en pañales y la mayor tenía cuatro años.

Cuando le pregunté al médico por qué pensaba que se me había herniado un disco de la espina dorsal, me dijo: «Pues porque tienes cuarenta y un años». También me dijo que necesitaría cirugía en la espalda.

Esto me molestó muchísimo. Le dije al médico que mi padre tiene veinticuatro años más que yo y nunca ha tenido una hernia discal. «No —añadí—, no me voy a someter a una intervención quirúrgica».

Me empeñé en demostrar que el médico estaba equivocado. Hice terapia física y en menos de un año me recuperé. Volví a correr, a bailar e incluso a practicar yoga. Nadie advertiría que tuve una lesión en la espalda mirando cómo me muevo hoy en día. Me encantaría decirle un par de cosas a la cara a aquel médico. Lamentablemente, otras personas quizá se hubieran resignado a soportar el dolor o hubieran aceptado la intervención quirúrgica, quién sabe si con buenos o malos resultados. Si alguna vez un médico te dice que lo que te ocurre es debido a la edad sin más explicaciones, te recomendaría que busques otro doctor.

Hay achaques que quizá no tengan remedio, pero otros se pueden prevenir con un poco de ejercicio físico, un buen manejo del estrés y una dieta equilibrada. Eso sí, no podemos abandonarnos durante décadas y luego sorprendernos si llegamos a la mediana edad con todo tipo de dolores o afecciones. Hay que empezar a cuidarse desde la juventud, aunque nunca es tarde para comenzar.

Por otro lado, estar en buena forma física no garantiza la longevidad, pero sí ayuda a vivir con mucho más entusiasmo y energía y con menos dolor, que no es poco.

No hay realmente una buena razón para abandonarnos según va pasando el tiempo. Si te cuidas a diario, no hay por qué temer el paso de los años. Muchas personas cuidan mejor de sus autos que de sus cuerpos, y esto no debiera ser así. El cuerpo es para toda la vida y por ello es importante mantenerlo en condiciones óptimas.

Un poco de ejercicio físico, una dieta equilibrada y dormir lo suficiente ayuda muchísimo. Todavía me sorprendo cuando veo que estoy más fuerte y más flexible que cuando tenía veintitantos años. Claro que he practicado deporte durante toda mi vida, pero esto es lo que hace que te sientas fantástica, tengas la edad que tengas. Si empiezas a practicar deporte o hacer ejercicio desde muy joven, se convierte en un hábito, como cepillarte los dientes. Y, si nunca hiciste ejercicio, no es demasiado tarde. *Nunca* es demasiado tarde. Interactúo con muchas mujeres en las redes sociales, que me cuentan que empezaron a practicar yoga, a correr, o incluso a levantar pesas, a los cincuenta y tantos. Claro que ahora les gustaría haber empezado más temprano, pero también saben que más vale tarde que nunca.

CÓMO ABORDAR LOS ACHAQUES CUANDO SE PRESENTAN

Aunque practiques deporte, comas una dieta equilibrada y descanses lo suficiente, es normal tener algunos achaques. Sin embargo, si te pasas el día quejándote de cada dolor de espalda o de rodillas, de las jaquecas o de la vista cansada, solo vivirás pendiente de tus limitaciones.

Siempre tuve la vista perfecta, pero a los cuarenta y tres años advertí que tenía que alejar los textos de letra pequeña para poderlos ver bien, y que había tamaños de letra que simplemente no podía leer. Decidí hacerme examinar la vista y, naturalmente, necesité anteojos para la presbicia, o «vista cansada».

La oftalmóloga me dijo que mi visión empeoraría con el paso del tiempo. No me importó tener que usar gafas para leer, ya que leo mucho y prefería hacerlo cómodamente a tener que achinar los ojos y terminar con dolor de cabeza.

Pero el hecho de que alguien —la oftalmóloga— me dijera que tenía un achaque propio de una cierta edad me impactó momentáneamente.

Bueno, qué le vamos a hacer —pensé—, *afortunadamente existen los anteojos y hay quien ha de llevarlos desde niño.* Yo he tenido la suerte de ver perfectamente durante la mayor parte de mi vida. Algunos días me duelen las articulaciones, otros días es la espalda, y me canso más que hace diez o veinte años si no duermo lo suficiente. Si el no dormir fue debido a una juerga, en la que bebí tan solo una copita de más, entonces soy un zombi malhumorado durante al menos veinticuatro horas. ¡Que se lo pregunten a mis hijas! Eso sí, también hay días en los que no me duele absolutamente nada, y en los que tengo más energía que a los treinta años.

Algunas personas comienzan a tener insomnio a partir de los cuarenta o cincuenta. Casi todas tenemos artrosis en alguna parte de nuestro cuerpo. Si tuvimos hijos, ya sabemos lo que es la incontinencia urinaria, que dicen que con la edad se agrava. ¿No has visto los anuncios sobre compresas especiales para las pérdidas de orina? Yo misma las llevé durante un tiempo después de cada parto.

Si tienes alguna dolencia, procura aceptarla, pero no te resignes, ni dejes que dirija tu vida. Piensa en la cantidad de personas que son diabéticas desde muy jóvenes, o que tienen una enfermedad crónica, y cómo aprenden a aceptarlo y a llevar una vida normal en la medida de lo posible.

Aquello sobre lo que centres tu atención y tus esfuerzos cobrará fuerza siempre. Si te dedicas a quejarte de tus achaques, lo único que harás es reforzarlos. La percepción del dolor cambia según tu estado de ánimo. Si estás triste o deprimida, te dolerá más el lumbago crónico. Pero, si estás feliz y entusiasmada, es posible que ni te acuerdes de que te duele la espalda.

Conozco a personas con síndrome de fatiga crónica que viajan, que trabajan y que tienen familias a las que atender. Una mujer con tres hijas pequeñas me contó que cada día se proponía vencer su enfermedad, y me lo contaba sonriente y con vitalidad. Ya he dicho que no me resigno al diagnóstico de un médico, ni a que una dolencia me limite. Hay personas con cáncer que, aun sabiendo que su pronóstico no es bueno, alargan su vida mediante la fe en que lo superarán, e incluso obtienen una enseñanza espiritual de su enfermedad.

Pero no esperemos a tener una afección grave para buscar solaz. Mi madre sufrió una apoplejía debido a un aneurisma cerebral, cuando tenía veintiocho años. A pesar de que aconsejaron a mi abuela materna que la internara en un sanatorio de por vida, porque nunca saldría de un estado vegetativo —que resultó ser temporal—, mi madre no solo recuperó el habla y sus facultades motrices, aunque con limitaciones, sino que hoy, a sus setenta y tantos, muchos años más tarde, no permite que su discapacidad le impida hacer cosas que le entusiasman. A pesar de que ya no tiene visión periférica, de que su memoria y su destreza mental es limitada, y no controla bien la parte derecha de su cuerpo, ella viaja y vive sola desde hace muchos años, asiste a cursos para adultos, diseña bisutería y lee bastante. Algunos médicos me han dicho que un cerebro tan dañado por una apoplejía como el de mi madre debe recibir estímulo constante para evitar deteriorarse más.

El estado de nuestro cuerpo a menudo refleja el estado de nuestras emociones. No reprimas emociones negativas, como la ira, el temor o la preocupación, porque lo más probable es que termines manifestándolas mediante dolores o enfermedades. La psicoterapia, la fe religiosa, la práctica del yoga, la meditación o la espiritualidad, y el rodearte de personas afines, vitales, son algunas fórmulas que te pueden ayudar a canalizar tus emociones.

Si el cuerpo se queja, es que hay una parte de ti a la que no estás prestando la debida atención. Es un aviso, y hay que escucharlo. Cuando te levantes de la cama con tortícolis, con dolor de cabeza o de espalda, pregúntate si descansaste lo suficiente, pero sobre todo qué es lo que te preocupa, qué asuntos emocionales tienes sin resolver. Escribe sobre ello, habla con una amiga, y, cuando reconozcas el motivo de tu dolor o de tu enfermedad, aprende técnicas para manejar el dolor sin analgésicos.

Tú tienes la capacidad de ayudar a que tu cuerpo se recupere, aceptando cuáles son las emociones que intentas reprimir, proponiéndote no permitir que el dolor rija tu vida y, por supuesto, pasando por la terapia psicológica. A veces un analgésico parece hacer milagros, pero ten en cuenta que, tomados con frecuencia, todos a la larga tienen efectos secundarios, así que es mejor buscar otras formas de abordar los achaques. Una actitud optimista y tenaz es el mejor remedio contra cualquier dolencia, ya sea pasajera o crónica, leve o grave.

LA RESPONSABILIDAD DE MANTENERNOS SALUDABLES

Cuando alguien defiende su falta de cuidados físicos diciendo: «De algo hay que morir», me parece una injusticia. Las personas que no van al médico por dejadez, o quizá por temor a que les diagnostiquen alguna enfermedad incurable, no solo se juegan la vida, también hacen responsables a los demás de su bienestar.

¿Se te ha ocurrido pensar que cuidarse física y emocionalmente no es algo egoísta? ¿Y si te digo que, al contrario, NO cuidar tu salud es una actitud egoísta?

Piénsalo. Si no haces todo lo que está en tu mano para reducir el estrés, mantenerte en forma y estar saludable, si enfermas, tu enfermedad afectará también a tus seres queridos. Yo no quiero que mi esposo o mis hijas tengan que lidiar con la carga de cuidarme si contraigo una enfermedad grave. Por supuesto que hay personas que caen enfermas incluso cuando se cuidan, pero una gran mayoría de condiciones, como hipertensión, diabetes, enfermedades coronarias o del hígado, a menudo tienen que ver con nuestros hábitos alimenticios y con la falta de actividad física.

Por esto me someto a un chequeo anual pase lo que pase, por desagradables que sean algunas pruebas médicas. Me hacen mamografías, prueba de papanicolau, análisis de sangre y orina. También visito al dentista cada seis meses, ya que a cualquier edad es importante cuidarse la dentadura. Y me sometí a una colonoscopia al cumplir cincuenta años, cuando en Estados Unidos es obligatoria.

Sea cual sea tu edad, no justifiques tener un vicio como el fumar, beber en exceso, comer alimentos que sabes que no te convienen, o no practicar deporte. Realmente es injustificable si quieres tener una vida extraordinaria.

Porque, claro, no se trata de vivir un cierto número de años, sino de vivir esos años en las mejores condiciones. Y también de ser autosuficiente durante el mayor tiempo posible. ¿Por qué han de sufrir los demás los resultados de tu dieta desequilibrada o de tu sedentarismo?

Además, si cuidas de tu salud, servirás de modelo a tus hijas, a tus amigas, y ellas tendrán más posibilidades de cuidarse mejor también.

No soy médico, así que no voy a darte consejos dietéticos ni deportivos. Pero sí te diré que, tras más de cinco décadas de vida, he comprobado en mi propio cuerpo que todo es más fácil y llevadero cuando pones de tu parte para mantener tu salud.

QUÉ PUEDES HACER PARA CUIDAR Y MEJORAR TU SALUD

No me canso de repetir que hay enfermedades y accidentes que no podemos controlar. Pero sí está en nuestra mano tratar nuestro cuerpo, mente y espíritu con cariño y dedicación. Esto significa hacerse los chequeos necesarios desde bien joven. Todo el mundo debería hacerse un chequeo médico anual.

Los chequeos médicos de rutina pueden alertar al médico de cualquier anormalidad. No siempre una enfermedad presenta síntomas claros, sobre todo al principio. Por ello es bueno hacerse pruebas de sangre y orina, y también medirse la presión arterial, entre otras cosas. Las mujeres debemos ir al ginecólogo una vez por año, para asegurarnos de que todo está bien en el frente hormonal, y en útero, ovarios y mamas.

Comprendo el temor a hacerse una autoexploración mamaria, pero es algo necesario. Y sobre todo, repito, hay que acudir al doctor una vez al año, aunque no tengas síntomas de enfermedad alguna.

Por otro lado, es vital que acudas al médico si sientes que algo no va bien. No esperes varios meses a consultar por qué tienes fatiga, dolores de cabeza, hinchazón abdominal, mareos o cualquier otra cosa. El dolor siempre es síntoma de que algo pasa. Mejor pecar de ser una pesada y acudir a tu doctor demasiadas veces que no ir las suficientes.

En algunas ocasiones es la falta de recursos la que hace que algunas mujeres se salten las visitas al especialista. Siempre hay alternativas. Sé que es diferente en cada país, pero infórmate de servicios médicos para mujeres de pocos recursos económicos. Seguro que los hay.

En otros casos, es la vergüenza a contar ciertos síntomas al médico. Si estás más cómoda hablando con una mujer, pide a tu seguro médico que te cambien de facultativo. Recuerda que el doctor o la doctora es un o una profesional y que seguramente no eres la única persona que tiene estos síntomas. Desde que tuve a mis dos hijas, sufro de hemorroides y, bueno, no es algo que me encante ni de lo que esté orgullosa, pero desde luego que no se lo oculto al médico.

¿Tienes mal olor vaginal? Puede ser síntoma de una infección o algo peor. En cualquier caso, tienes que decírselo a tu doctor. Más vale sentir vergüenza durante unos minutos que poner en peligro tu salud. Pide a una amiga que te acompañe si esto te hace sentir más cómoda. Pero te aseguro que nadie se ha muerto por pasar vergüenza; en cambio, ocultar síntomas a tu médico sí puede terminar mal.

Quizá podamos mentir a los demás, y hay gente que lo hace a menudo, pero jamás debemos mentir ni a nuestro médico ni a nuestro abogado.

Además de visitar a tu doctor para someterte a chequeos anuales o cuando tienes algún síntoma desagradable, es importante también tomar medidas preventivas. La salud no es solo ausencia de enfermedad, se basa en estar en buenas condiciones en todos los sentidos.

Tengas la edad que tengas, nunca pienses que eres demasiado joven para empezar a cuidarte. Lo que hagas hoy en beneficio de tu cuerpo lo agradecerás mañana. Ahora agradezco haberme hecho chequeos anuales desde que era muy joven. También me alegro de haber llevado por lo general un estilo de vida saludable. Y digo «por lo general» porque, claro, en la juventud, y siendo no tan joven también, he cometido mis excesos. Pero han sido la excepción. Si te cuidas con regularidad, puedes excederte de vez en cuando sin poner en peligro tu salud.

EL PAPEL QUE JUEGAN LA GENÉTICA Y TU SEXO EN LA SALUD

Recuerda que tu salud no se basa solo en lo que haces por cuidar tu cuerpo hoy. También la genética juega un papel importante. Pregunta a tus padres qué enfermedades padecen o han padecido ellos y también tus abuelos y otros familiares. Conozco mujeres que no sabían que tenían predisposición al cáncer, por ejemplo, porque sus madres no se lo quisieron contar por pudor.

Si sabes el historial médico de tu familia, estarás mejor informada y tu doctor podrá ayudarte a determinar si debes hacerte pruebas adicionales para ciertas enfermedades. Por ejemplo, como mi madre y mi abuelo materno sufrieron de apoplejía, soy consciente de que podría ser hereditario. Toda mi familia, menos mi abuela, que recientemente cumplió cien años, y yo, tiene hipertensión. Aunque mi tensión arterial es normal por ahora, procuro no abusar de la sal y tomo medidas para contrarrestar el estrés.

La abuela paterna de mis hijas, al igual que sus dos hermanas, han padecido todas de diferentes tipos de cáncer. Esto quiere decir que mis hijas tienen que estar más pendientes que yo, por ejemplo, de prevenir cualquier forma de este mal.

Mi hermana padeció de cáncer de piel dos veces, lo cual me predispone a mí y también a mis hijas, hacia este tipo de cáncer. Por ello me cuido de aplicarme protección solar cada vez que salgo a la calle (además, vivo en Florida), y siempre he procurado que mis hijas también se protejan.

No es que tengas que vivir con miedo a contraer una enfermedad, simplemente debes estar informada para poder actuar a tiempo en el peor de los casos. Por otro lado, también es importante tener en cuenta que nuestra edad y nuestro sexo nos predisponen a ciertas dolencias.

¿Sabías que, a partir de los cincuenta años, la primera causa de muerte en las mujeres son las enfermedades coronarias? En la web es.heart.org de la American Heart Association puedes encontrar todo tipo de información sobre la salud del corazón. Los cambios hormonales que se producen durante la menopausia son los culpables de que las mujeres sean más proclives a sufrir de un infarto. De hecho, el riesgo de sufrir una cardiopatía a esa edad es mayor que el riesgo de contraer algún tipo de cáncer. No lo digo para asustar, eh, sino para que te asegures de controlar tu presión arterial y de consultar a tu médico en cuanto tengas algún síntoma fuera de lo habitual. Las mujeres, además, podemos tener síntomas diferentes a los que tienen los hombres. Ellos presentan los signos que casi todos conocemos del ataque al corazón: dolor en el brazo izquierdo, sensación de opresión en el pecho y problemas en la respiración. En cambio, nosotras podemos sentir náuseas, cansancio, sensación de indigestión, mareo y ansiedad.

NO PIENSES QUE ES DEMASIADO TARDE PARA MEJORAR TU SALUD

Ya conté que de joven padecí un trastorno alimentario que afectó mi salud de muchas maneras: desde tener arritmias cardiacas a perder gran cantidad de cabello, pasando por problemas de riñones y en la dentadura. A pesar de esto, hoy día soy una mujer saludable, gracias a que año tras año he procurado deshacer el daño que sufrió mi cuerpo durante mi juventud.

Mi hermana menor padeció de alcoholismo y, aunque a los veintitantos años le dijeron que tenía el hígado castigado, ha sobrepasado los cincuenta sin grandes problemas físicos. Actualmente sufre de hipertensión, que controla con medicación y meditación. Lleva desde los veintiocho años sin probar ni una gota de alcohol, lo cual admiro muchísimo. Es corredora y una gran atleta, y se mantiene con buena salud.

Eso sí, te recomiendo que no esperes a que una enfermedad o condición física te obligue a mejorar tus hábitos de salud. Si ya tienes hipertensión, estrés o cualquier otra afección, más vale que comiences a tomarte en serio esto de la salud.

Consulta con tu médico de familia y, si puedes, con un especialista en medicina deportiva, para que te ayuden a establecer un programa de ejercicios, una dieta equilibrada y cualquier otra medida que te ayude a combatir el estrés y mejorar tu salud.

Cuando la salud nos falla, podemos sentir que ya no estamos al timón de nuestra existencia. Pero, si tomamos medidas preventivas y, en caso de caer enfermas, nos ponemos enseguida manos a la obra para recuperar la salud, nos sentiremos mejor física, mental y espiritualmente. Un nutricionista puede ayudar con esto, en vez de ponerte a dieta con el último régimen de moda que puede causar serios problemas de salud. Una amiga mía siguió una dieta sumamente estricta por su cuenta. Bajó de peso, sin embargo, empezó a tener mareos; incluso se desmayó un par de veces. Cuando fue a ver al médico, el doctor le explicó que la dieta severa le había producido daños irreversibles a su salud. A partir de entonces, tiene que tomar pastillas para la presión arterial por el resto de sus días. ¡Las locuras que hace una mujer inteligente y sana para perder unas libras!

No importa qué enfermedad tengas, no te conformes con una sola opinión médica. Recuerdo cuando, de niña, un médico le dijo a mi abuela que mis infecciones de oído recurrentes eran debido a mis dientes. Le recomendó que me sacaran toda la dentadura y me pusieran dientes postizos. Esto ahora me suena a broma, pero afortunadamente mi abuela me llevó a otro médico, que por supuesto tuvo otra opinión. Gracias a eso tengo la dentadura intacta a mi edad.

Muchísimas veces me han dicho diferentes facultativos que tendría que vivir con las consecuencias de lesiones físicas. Un médico me dijo a los veintiún años que nunca más podría levantar pesas, debido a una tendinitis en un brazo. Otro, que, por causa de una lesión en una pierna, nunca más correría… y así sucesivamente. Es importante que no te vengas abajo por un diagnóstico médico y que busques siempre una segunda opinión si se trata de algo grave.

Recuerda que tu actitud frente a la vida, la salud e incluso frente a un diagnóstico puede marcar una diferencia.

SUGERENCIAS PARA MANTENERTE SALUDABLE

1. Recuerda que nunca es demasiado temprano para empezar a cuidar de tu salud. Pero tampoco es demasiado tarde. La cuestión es hacerlo.

2. Hazte los chequeos propios de tu historial médico y de tu edad. Pregunta a tu doctor la frecuencia con la que recomienda que lo visites y no te saltes nunca una cita.

3. Consulta con un endocrinólogo y adopta una dieta equilibrada que tenga en cuenta tus necesidades personales.

4. Procura no adoptar vicios nocivos para la salud. Si ya los tienes, haz lo posible por abandonarlos. Los excesos nunca son buenos. Fumar es malísimo para la salud y además envejece muchísimo.

5. Ten en cuenta que cómo te cuides hoy incidirá en cómo te sientas mañana. Después de más de cincuenta años en este planeta, sé lo que digo.

6. No temas contarle a tu médico tus síntomas, por vergonzosos que sean. Recuerda que es un profesional. La honestidad en este campo puede salvar vidas.

7. Cuida la presión arterial. La presión arterial alta no siempre tiene síntomas y, sin embargo, los efectos pueden ser terribles. Evita añadir sal de más a los alimentos que cocines.

8. Recuerda que cuidar de tu salud es una responsabilidad. No solo te afecta a ti, sino a tus seres queridos. Demuéstrales tu amor cuidándote.

CAPÍTULO 4

CONVERSEMOS sobre las hormonas FEMENINAS: lo que NADIE te cuenta

No se nace mujer: llega una a serlo.

—SIMONE DE BEAUVOIR

En realidad, las mujeres siempre estamos en plena revolución hormonal. Primero tenemos que pasar por la menarquía o primera regla; después, por los altibajos mensuales del ciclo menstrual. Las que hemos tenido hijos padecemos también las imprevisibles fluctuaciones de ánimo del embarazo y el postparto (que puede incluir depresión); más adelante, la perimenopausia, los cambios hormonales del climaterio y la menopausia; y, en los años posteriores, nuestros niveles de estrógeno y progesterona, entre otras cosas, quedan alterados para siempre.

Creo que, si nos informamos de lo que cabe esperar en cada etapa de la vida, incluida la pubertad, el ciclo menstrual, embarazos y menopausia, podemos enfrentarnos a estos inevitables ciclos de la vida con la seguridad de que los atravesaremos sin miedo y como el proceso natural que son.

Sería una tontería decir que es bonito tener dolores menstruales, depresión postparto, o sudores nocturnos y cambios de humor en la perimenopausia, o sequedad vaginal y cutánea en la menopausia. Pero, como de momento no podemos cambiar el ciclo de la vida, solo nos queda aceptar sus consecuencias estoicamente, y hablar de ellas con franqueza. Yo no creo en eso de que mal de muchos es siempre consuelo de tontos, sino en que la unión hace la fuerza. Por ello me parece importante que hablemos abiertamente de todos los cambios hormonales por los que pasamos las mujeres a diferentes edades.

SIMILITUDES ENTRE LA PUBERTAD, EL EMBARAZO Y EL CLIMATERIO

Como tengo hijas adolescentes, no necesito hacer un gran esfuerzo mental para recordar lo que implica la pubertad. Los cambios físicos, a menudo sutiles, los altibajos de humor, el temor a lo desconocido… Incluso el embarazo tiene similitudes en este sentido. Nunca me había detenido a pensar cuánto se parecen entre sí las diferentes etapas biológicas de la mujer, ¡hasta que he pasado por casi todas!

No nacemos con un manual bajo el brazo para aprender a lidiar con todos estos cambios, pero créeme que todas pasamos por ellos. Y es nuestra responsabilidad informarnos de lo que conllevan, no solo para estar mejor preparadas para enfrentarlos, sino también para ayudar a otras mujeres a sobrellevarlos. Cuando una de mis hijas viene a mí llorando sin saber qué le pasa, le pregunto en qué ciclo del mes está. Y casi siempre que pasa esto resulta que está a punto de tener la regla. Por otro lado, hay días que me despierto con la sensibilidad a flor de piel. No tengo un motivo en particular para sentirme así. Y por cualquier cosa me pongo a llorar. Al rato se me pasa y estoy de nuevo de buen humor. Mi esposo dice que ha comprobado que eso me pasa siempre en los últimos cinco días del mes. Es cuando dejo de tomar la progesterona (sigo terapia de reemplazo hormonal) hasta el día uno del mes siguiente.

Otros días me siento irritada, cansada o bien de mal humor debido a los sofocos. Procuro alertar a toda la familia, para que sepan que lo que me pasa no tiene nada que ver con ellos.

Un síntoma del embarazo que me recuerda al climaterio es lo que llamo «el síndrome del cerebro licuado». Esa sensación de que todo se te olvida, o bien dejas las llaves en el frigorífico o vas de camino a una habitación y, una vez llegas, no sabes por qué ibas.

La dificultad para concentrarse es algo que también recuerdo del embarazo y me ha vuelto a pasar durante el climaterio. Por supuesto, es importante que consultes con tu médico para asegurarte de que la falta de memoria no se debe a otra causa.

La pubertad, el embarazo y el climaterio tienen en común que todas las emociones parecen magnificarse, para bien y para mal. Cuando te sientes feliz, es casi un estado de manía, y, cuando estás triste, lloras como si hubiera muerto un ser querido.

Los sudores nocturnos que tengo durante el climaterio se parecen a los que tenía cuando daba el pecho a mis bebés. Y los sofocos, también. Al fin y al cabo, se deben a fluctuaciones hormonales y tanto el embarazo como el climaterio se caracterizan precisamente por esto.

Otra cosa que tienen en común los tres estados es el temor a lo desconocido. Y es que las mujeres estamos en constante evolución. Cuando creemos que dominamos un ciclo de la vida, ¡puf!, de pronto entramos en otro y hay que empezar de nuevo.

En los tres casos la gente te dará consejos que no siempre se aplican a tu situación particular, y con suerte te darás cuenta de que cada mujer es un mundo. Mi pubertad, mis embarazos y mi climaterio son diferentes a los de otras mujeres. Hay quien no tiene apenas síntomas y luego hay quien vive cada etapa como si fuera un cataclismo. Y nadie tiene derecho a decirte que tu forma de abordar cada una «está mal».

Eso sí, una gran diferencia entre el climaterio y el embarazo, e incluso la pubertad, es que da la impresión de que hay menos mujeres que estén dispuestas a admitir abiertamente que pasan por la menopausia. Cuando estaba embarazada, todo el mundo me regalaba sus historias —a veces de terror— con respecto a sus embarazos y partos. Pero cuando menciono en público que estoy pasando por el climaterio o me quejo de algún síntoma desagradable, algunas mujeres me miran como si hubiera mentado al diablo. Y eso que, por su edad, calculo que están pasando o han pasado ya por esta etapa.

Creo que, si habláramos con más naturalidad de todos los aspectos de la biología de la mujer, incluida la perimenopausia, el climaterio y la menopausia, nos sentiríamos mucho mejor cuando nos llega el momento de abordar cada etapa.

A mis hijas desde luego no les pillará desprevenidas, porque les cuento con toda naturalidad lo que yo misma atravieso en estos momentos.

LO QUE NADIE TE DICE SOBRE LA PERIMENOPAUSIA Y EL CLIMATERIO

Alrededor de los treinta y nueve años, antes de mi segundo embarazo, conté algunos síntomas a mi ginecólogo. De vez en cuando me saltaba una regla, o bien me sentía exhausta. Su diagnóstico no me hizo ninguna gracia: «Quizá estés entrando en la perimenopausia».

«¿Cómo? ¿Qué?».

Me sentí horrorizada. No solo porque quería quedar embarazada de nuevo, sino porque me pareció que eso era algo que les pasaba a las «mujeres mayores». Y yo, desde luego, no me sentía vieja en absoluto.

Pero sí, resulta que la perimenopausia, es decir, la época que precede al climaterio y la menopausia, puede comenzar a los treinta y pico. En cambio, a otras mujeres quizá no les alcance hasta bien pasados los cuarenta.

Me pregunté entonces por qué existe tal rechazo hacia el comienzo del «cambio» en la mujer. Resulta que el término «menopáusica» se ha utilizado y se sigue utilizando de forma despectiva. Yo lo he escuchado como insulto hacia una mujer de carácter difícil, o que simplemente tiene un mal día. Que se atreva alguien a llamarme «menopáusica», ¡y me lo trago vivo! Y eso que ahora estoy en mitad de toda la turbulencia hormonal del climaterio.

Sería absurdo decir que nuestro humor o ánimo no cambian a merced de los altibajos hormonales que padecemos a lo largo de nuestra vida, e incluso a lo largo del mes, pero no por ello me parece bien insultar a la mujer por algo así. ¿A que a los hombres no les gusta que nos metamos con su masculinidad?

Para evitar deprimirte porque entras en la perimenopausia o en la menopausia, sugiero que te informes bien de lo que en realidad implica esto a nivel biológico, y que te fijes especialmente en la parte positiva del cambio. Y eso que a veces es difícil lidiar con los cambios hormonales ¡a la edad que sea! Que me lo digan a mí que me despierto en mitad de la noche bañada en sudor como si estuviera en un sauna.

La primera menstruación suele ser algo celebrado, y antiguamente se le decía a la muchacha «ya eres mujer» cuando sangraba por primera vez. Si «ya eres mujer» cuando tienes tu primera regla, ¿significa que ya no lo eres cuando dejas de tenerla? Es una pregunta retórica, por supuesto. Claro que somos mujeres, tengamos la regla o no.

La primera menstruación generalmente llega como una feliz sorpresa, pero su desaparición puede venir precedida, en ocasiones, de síntomas como sofocos, falta de concentración, sudores, insomnio, cambios bruscos de humor, fatiga y una larga serie de incomodidades que nadie está deseando, a menos que sea maso-quista.

Cuando nos aproximamos a la edad en que se avecina el cese definitivo de la menstruación, esto no se recibe con alegría ni se felicita a una mujer porque ya no menstrúe. Es más, algunas incluso lo ocultan, o simplemente evitan hablar del tema. En cambio, podríamos contemplar la menopausia como signo de que la mujer ha adquirido la madurez, el conocimiento y la experiencia que le otorga el estatus de «sabia».

Yo, que no tengo pudor alguno en comentar mis síntomas en público, a veces me encuentro con que otras mujeres reaccionan como si les acabara de confesar que soy asesina en serie. Es decir, realmente parece que está mal visto airear nuestros sofocos en público. Pues mi misión es romper con ese tabú. Así que hablo de mi menopausia siempre que tengo la oportunidad.

Cada cierto tiempo salen nuevos fármacos y suplementos dietéticos que prometen paliar los síntomas de la menopausia. Ya sea la terapia hormonal sustitutiva o los suplementos como la soja, por lo general se anuncian como la respuesta milagrosa a los incómodos sofocos, para luego dar un giro de 180 grados y convertirse en productos peligrosos y cancerígenos.

Hay que informarse muy bien de los beneficios y riesgos de cualquier tratamiento que prometa ayudarnos a pasar el climaterio sin apenas enterarnos, y debemos tener presente que la eliminación de los síntomas no siempre es cosa buena, porque no se está atajando su causa. Además, si la causa es algo natural, que por ahora no se puede impedir, es aconsejable asumirla, por mucho que nos fastidie.

El contacto directo con la naturaleza ayuda a equilibrar las emociones y a recuperar la energía. Los días en que los cambios de humor amenazan con convertirme en una verdadera bruja, pasear por la playa me serena y a la vez me revitaliza. El mar, el campo o la montaña son los lugares ideales para caminar, meditar y recargarse física, espiritual y emocionalmente. Si vives en la ciudad, procura visitar un parque cercano, acariciar e incluso abrazar un árbol. Pruébalo, confieso que yo también pensaba que era una tontería, hasta que lo hice y comprobé que realmente me calmaba. La jardinería es un *hobby* ideal para eso. Si tienes una pequeña terraza o un alfeizar, cultiva y cuida plantas en macetas, y, si has de limitarte a plantas de interior, hazlo. Incluso si vives en un piso céntrico, puedes mirar al cielo y observar las nubes, dejar que te llueva sobre la cara descubierta, o respirar el aire fresco de la noche. Céntrate en las sensaciones que te produce. Los japoneses usan los jardines zen, con piedras y arena, para traer la naturaleza y la quietud a sus casas. Tú también puedes hacerlo.

LOS SÍNTOMAS DE LA PERIMENOPAUSIA Y EL CLIMATERIO Y CÓMO ABORDARLOS

En su libro *Libérate de los altibajos hormonales* (Editorial Vida, 2013), Lorraine Pintus enumera los siguientes síntomas de la perimenopausia:

- Dolor en las articulaciones
- Mucha hambre
- Insomnio
- Dificultades en la digestión
- Sangrado irregular
- Lapsus mentales
- Fibromas
- Escaso deseo sexual
- Acumulación de grasa en el vientre

Pero además hay sofocos, dolores de cabeza, mareos, vértigo, cambios de humor, fatiga extrema y muchísimos síntomas más. No todas las mujeres los padecemos todos, afortunadamente.

Recuerda que la menopausia se considera tal cuando has pasado doce meses seguidos sin tener una regla, y aun así puedes continuar padeciendo síntomas como los descritos anteriormente. Vaya alegría, ¿eh? Bueno, al menos nos queda el consuelo de que no somos las únicas.

Todo esto se produce, como cuenta Pintus en su libro, debido al descenso de estrógenos y progesterona, dos hormonas vitales en el ciclo biológico y reproductivo de la mujer.

Cuando los niveles de estrógeno bajan, debido a la perimenopausia, la piel se reseca y se arruga, y también nos baja drásticamente la libido, es decir, el deseo sexual. La falta de estrógenos produce también cansancio físico.

A partir de los cincuenta años, más o menos, el metabolismo de la mujer se ralentiza, lo cual provoca un aumento de peso. Esto también es debido a la falta de estrógenos y progesterona, que regulan la función de la tiroides.

La menopausia, el cese definitivo de la menstruación, suele ocurrir aproximadamente entre los cuarenta y los sesenta años, pero, claro, hay excepciones como en todo.

Dicho todo lo anterior, añado que hay mujeres que pasan por todo este proceso sin los síntomas. De hecho, conozco algunas. ¡Ya me gustaría que me hubiera tocado esa lotería!

Los remedios para estos síntomas varían muchísimo, y van desde la terapia hormonal sustitutiva a ingerir suplementos naturales de soja, entre otras cosas. Es un tema tan delicado y tan único como cada mujer. Habla con un endocrinólogo para estudiar la posibilidad de realizar cambios en tu dieta, reduciendo el consumo de azúcar, café y alcohol y aumentando la ingestión de verduras, por ejemplo.

Según la doctora en medicina Tara Allmen, en su libro *Menopause Confidential* (HarperCollins, 2016), el remedio para mujeres perimenopáusicas en sus cuarenta e incluso cincuenta, puede ser una dosis continuada de una píldora anticonceptiva de baja dosis. Ella recomienda tomarla todos los días del ciclo, en lugar de tomar un descanso de una semana, como se hace con la píldora anticonceptiva regular.

Pregúntale a tu médico, porque este remedio también tiene sus pros y sus contras, ¡pero al menos ahora sabes que existe como opción!

Allmen recomienda —en el caso de que luego te decidas por la terapia de reemplazo hormonal— comenzarla más bien temprano en lugar de demasiado tarde. Por lo general, esta terapia significa que tomarás estrógenos, mediante un parche que te aplicas en el abdomen y cambias por otro cada tres días, o bien en pastillas, por vía oral. También tomarás progesterona durante los primeros veinticinco días del mes, por vía oral. Allmen dice que la mejor edad para comenzar la terapia de reemplazo hormonal es alrededor de los cincuenta años, cuando los beneficios son mayores que los riesgos. Esto me encanta porque yo empecé a los cincuenta y uno. Si ya llevas diez años sin una menstruación, entonces es demasiado tarde, es cuando los riesgos son mayores que los beneficios de esta terapia, y deberás buscar otras opciones.

La cuestión más importante es que las hormonas que tomes sean bioidénticas, es decir, que tengan la misma composición que las que produce el cuerpo. Si el ingrediente de las mismas es otra cosa que no sea estradiol (estrógenos) o progesterona, no son bioidénticas. Así de sencillo.

Continúa Allmen en su libro recomendando que, en su década de los sesenta, las mujeres sigan tomando algún tipo de terapia de estrógenos. Sugiere reducir la dosis, pero no eliminarla. Me alivia muchísimo leer esto, porque no sé yo si sería capaz de lidiar con los sofocos y la ansiedad que los estrógenos me ayudan a paliar.

Algunas de las terapias no hormonales recomendadas en el libro *Menopause Confidential* son la terapia conductual cognitiva, un régimen de adelgazamiento bajo control médico, técnicas de reducción del estrés, hipnosis clínica, cohosh negro (raíz de serpiente) y alimentos que contengan soja (tofu, miso, edamame, leche de soja).

La cuestión no es que te lances a probar todas estas opciones, sino que sepas que existen, y que con esta información preguntes a tu ginecólogo cuál es la mejor para ti.

Ahora, de mujer a mujer, te cuento algunas de las cosas que yo hago, además de la terapia de reemplazo hormonal, para aliviar los síntomas del climaterio:

- Para los sofocos y sudores nocturnos recomiendo llevar blusas y pijamas de tela de bambú. Es refrescante y absorbe el sudor.
- Si puedes, usa sábanas de seda en la cama. También absorben el sudor y te ayudan a sentirte más fresca.
- Vístete en capas. Así puedes ir quitándote o poniéndote ropa según sube o baja tu temperatura corporal.
- Escucha música clásica o relajante antes de dormir. Procura desarrollar un ritual nocturno para ayudarte a conciliar el sueño.
- Mantente hidratada. Bebe agua a menudo. La deshidratación es peligrosa a cualquier edad.
- Lleva un abanico siempre en la cartera, ya sea invierno o verano. Nunca sabes cuándo lo vas a necesitar.
- Practica una actividad física que te guste, con regularidad. Yo practico yoga, pero puede ser cualquier otra actividad.
- Reduce o elimina el consumo de alcohol. Yo advierto que, si me tomo una copita o dos alguna noche para celebrar algo, esa noche duermo fatal y aumentan los sudores nocturnos.

CÓMO Y POR QUÉ HABLAR DE LOS CAMBIOS HORMONALES

Hablar de la pubertad y el climaterio no debería ser tabú. Creo que las mujeres tenemos el deber de hablar abiertamente de lo que nos pasa. Al igual que es mejor recibir la primera menstruación bien informadas, o saber qué cabe esperar durante el embarazo y el parto, es bien importante saber todo lo posible acerca de la perimenopausia y el climaterio… antes de que lleguen.

He observado una diferencia enorme entre cómo mis hijas adolescentes abordan su menstruación (con toda naturalidad) y cómo lo hice yo a su misma edad (con vergüenza y temor). La clave está en que están mucho mejor informadas que yo y hablamos del tema normalmente. A mí me crió mi abuela en lugar de mi madre. Así que realmente nunca me contó nada de su menopausia hasta que yo fui adulta. Resulta que el día que tomé la primera comunión, a los siete añitos, mi pobre abuela estaba sufriendo con motivo de una hemorragia. Así es como ella recuerda la menopausia (ahora tiene cien años): como un baño de sangre y otro de sudor. ¡Pobrecita! Pero en aquellos tiempos mi hermana y yo pensábamos que lo que le ocurría era que estaba enferma. Nadie contaba por qué la abuelita tenía que ver al médico o pasar un día entero en la cama.

Pienso que parte de por qué la menopausia no se celebra entre las mujeres es porque nos recuerda que se terminó nuestra época fértil y que comienza el camino hacia la tercera edad. Quizá por eso, a menos que sea con una amiga muy íntima, pocas mujeres se atreven a iniciar una conversación acerca de la menopausia. Muchas creen que la naturaleza ya las ha relegado a una especie de limbo femenino y que ya no cuenta con ellas. Pero no, no estamos en ningún limbo. Hay que recordar que somos femeninas y sensuales, tengamos o no la regla.

Además, resulta que muchas mujeres no comentan nada de esto con su pareja. Esto me parece algo insólito, ya que a mi esposo le doy todo tipo de detalles de mis mareos, sofocos y cambios de humor, más que nada para que sepa de qué humor estoy y no le pille de sorpresa si le doy una mala contestación sin motivo. No, no soy ninguna santa y, aunque parece que nunca he roto un plato, tengo mis días malos como todas. Incluso he hablado de mi menopausia con mi padre —sí, mi padre—, que me dijo que él ni sabía si su mujer había pasado la menopausia. Supone que sí, claro. Bueno, pues esto me dejó bien preocupada, porque significa que hay mujeres ¡que lo sufren en silencio! Y sin tener por qué, realmente.

Si no compartimos lo que conllevan nuestros cambios hormonales, mal vamos a encontrarle solución. ¡Hablar de ello ayuda! Después de indagar un poco acerca de mis propios síntomas, intercambiar comentarlos en público y conversar con mis amigas, fui al médico. Me ofreció terapia de reemplazo hormonal (que también se conoce como terapia hormonal sustitutiva). Después de que me explicara los pros y contras, me animé a probarlo. Y, señoras, tres días después de empezar el tratamiento, los sofocos desaparecieron como por encanto, así como la ansiedad, los cambios bruscos de humor y el vértigo.

La menopausia sigue inexorable, pero yo me siento mucho mejor. Por supuesto, esta opción no es para toda mujer, pero vale la pena hablarlo con tu médico. Antes de embarcarse en cualquier terapia hormonal o de otro tipo, hay que considerar muchos factores. Entre ellos, tu historial médico y genético, y los posibles riesgos. No todos los tratamientos, ni tan siquiera los denominados «naturales», sirven para todo el mundo.

La verdad es que no me da ningún reparo admitir que estoy atravesando esta fase de cambios hormonales. Es algo de lo más normal, y no soy la primera ni seré la última en pasar por esto.

Estos son los motivos por los que creo que tenemos el deber de hablar de los cambios hormonales y sobre todo de la perimenopausia:

- Si callamos, seguiremos propiciando este tabú y nuestras hijas y nietas tendrán miedo de alcanzar esta inevitable etapa de la vida. Hablemos por el bien de nuestras congéneres, pero también en beneficio de las más jóvenes. Incluso mis hijas adolescentes saben que mamá hace varios meses que no tiene el período y por qué es. La mayor me dice que ¡qué suerte tengo!

- Si no hablamos de ello, muchas mujeres de nuestra misma edad pensarán que son las únicas que tienen mareos, dolor de huesos, depresión, falta de apetito sexual… Y quizá consultarán al médico equivocado, que las tratará por los síntomas y no la causa, que es… la menopausia.

- Si no compartimos nuestra experiencia, alimentaremos la idea de que pasar por la menopausia es algo de lo que avergonzarse. Y ¿por qué hay que avergonzarse? Es como cualquier otra etapa de la vida. A las mujeres nos hace bien hablar de nuestras experiencias y compartir soluciones. Hagámoslo.

- Si lo sufrimos en silencio, nunca permitiremos que los hombres sepan lo que nos pasa y por qué nos pasa. Cuando aviso a mi esposo de que me siento nerviosa o hinchada o mareada, ya sabe que mi actitud no es por algo que dijo o hizo, y sabe cómo reaccionar. Y yo me siento acompañada y apoyada por él en esta nueva etapa de mi vida.

SUGERENCIAS PARA SOBRELLEVAR LOS CAMBIOS HORMONALES

1. Anota en un calendario cuándo tienes la menstruación. Así puedes prepararte mental y físicamente para el síndrome premenstrual. Habla con tus hijas, tu familia, con tu esposo y con tus amigas de la menstruación con naturalidad.
2. Lleva un diario de tus sentimientos y emociones antes, durante y después de la menstruación. Evitarás descargar tus frustraciones sobre los demás.
3. Haz lo mismo durante el embarazo, cuando seas madre y cuando entres en la perimenopausia. Además de desahogarte, a la larga te ayudará a darte cuenta de lo mucho que se parecen todas estas etapas.
4. Procura contarle a tu médico todos tus síntomas siempre. Recuerda que la perimenopausia y el climaterio no necesariamente son cosa de «viejas».
5. Cuéntale a tu pareja lo que te pasa cuando tengas el período, durante el embarazo y en el climaterio. Recuerda que tu pareja no es tu enemigo. Los hombres no son adivinos y es mejor explicarles lo que nos pasa.
6. Consulta con tu médico acerca de todos los tratamientos posibles para tus síntomas en la perimenopausia. Si vas a seguir tratamiento de reemplazo hormonal, es mejor empezar temprano.
7. Habla con otras mujeres de tus cambios de humor, y también de los síntomas físicos. Es importante darse cuenta de que no estamos solas. Todas pasamos en mayor o menor medida por ello.

8. Infórmate por tu cuenta de todos los tratamientos disponibles para los cambios hormonales a cualquier edad. Así podrás hacer las preguntas adecuadas a tu doctor.

CAPÍTULO 5

Practicar DEPORTE para TENER un CUERPO sin edad

Es solo el ejercicio lo que mantiene el espíritu,
y preserva la mente y el vigor.

—JESSE TORREY

Siempre fui una mujer activa, y siendo muy joven siempre iba más allá de mis límites. Esto significa que he padecido muchas lesiones, desde tendinitis, inflamación de músculos en las piernas, incluso me he roto el coxis ¡tres veces! En mi década de los cincuenta sigo siendo una mujer activa, pero ahora procuro estar en sintonía con mi cuerpo. Esto a los veinte años…, pues no lo hacía. Ahora tengo menos dolores que cuando era treinta años más joven. Si te cuidas y llevas una dieta saludable y un régimen de ejercicio regular, puedes cumplir treinta y cinco, cuarenta, cincuenta y más y sentirte estupendamente. La mayoría de los achaques en la edad adulta son debidos a que las personas no se mueven lo suficiente.

Muchas lectoras siguen mi cuenta en Instagram (@lorrainecladish), donde comparto lo que hago para estar en forma. La mayoría me preguntan cómo pueden ponerse en forma en la mediana edad. La respuesta es empezar poco a poco y darse cuenta de que un poco de ejercicio hace mucho en términos de verte y sentirte bien.

El ejercicio físico, ya sea yoga, caminar, Pilates, natación o bailes de salón, debería formar parte de nuestra vida diaria. Más aún a medida que vamos cumpliendo años. Cuando entro en la clase de yoga que tomo a diario y me doy cuenta de que tengo más flexibilidad que muchas personas de veinte, treinta o cuarenta años, me sorprendo. No son los años los que pesan, a veces ni tan siquiera los kilos. Es la falta de movimiento.

Sé que soy afortunada porque siempre he practicado deporte. Me encantaría que otras mujeres, tengan la edad que tengan, sepan de primera mano la buena sensación que da tener un cuerpo en forma. Es mejor empezar a hacer ejercicio físico de joven, claro, pero nunca es demasiado tarde para comenzar. Por supuesto, hay que empezar con cuidado. Yo me paro de manos a los cincuenta y tantos, sin problema, pero, si nunca has hecho ejercicio, has de tener precaución.

Conozco de primera mano las ventajas de estar en forma. Empecé a correr a los doce años. Me ayudaba a lidiar con el estrés de la escuela y con las angustias propias de la adolescencia.

En mis veinte, en un intento de controlar un trastorno alimentario muy serio, me gradué como instructora de *fitness*. Nunca dejé de hacer ejercicio físico a lo largo de mi vida.

A los veinticuatro años empecé danza moderna, cuando se me consideraba demasiado mayor para ser principiante. Salí de la primera clase llorando porque me sentía descoordinada. Pensaba que nunca sería capaz de seguir una coreografía. Pero al día siguiente volví a la clase. Y de nuevo me fui temprano, deshecha en lágrimas. Sin embargo, pasaron los días y continué acudiendo a clase. Fui mejorando y adquiriendo destreza hasta el punto de llegar a participar en coreografías remuneradas. La danza me enseñó disciplina y a no rendirme ante el primer fracaso.

A los cuarenta y cuatro años me apunté a clases de salsa y bailes de salón. Esto me ayudó a mantenerme en forma mientras me evadía mental y emocionalmente de un matrimonio fallido. La danza me ayudó a mantener cierta paz interior a lo largo del proceso de mi divorcio y más allá.

A los cincuenta y dos redescubrí el yoga. En tan solo una semana de clases, se me alivió una lesión de cadera que contraje durante una media maratón que corrí a los cuarenta y ocho años. Ahora el yoga es lo que me ayuda a mantenerme en forma física, mental y espiritualmente. A menudo me sorprendo de lo bien que me siento cuando me levanto por la mañana.

El caso es que el ejercicio físico incide mucho en cómo nos vemos y nos sentimos según cumplimos años. No creas que no puedes hacer nada para ralentizar los efectos de la edad. Sí puedes, y es precisamente practicar un deporte o mover el cuerpo de alguna manera, cada día. El deporte o ejercicio que practiques hoy afectará cómo te veas y te sientas mañana. No lo dudes.

Y aun así, repito, nunca es demasiado tarde para recuperar el tiempo perdido.

QUÉ HACER SI NO TE GUSTA PRACTICAR DEPORTE

Sé que no es habitual mi afición al deporte de por vida. Si lo fuera, todo el mundo estaría en forma y no se escribirían y publicarían libros enteros sobre el tema. Te contaré un secreto: no es que yo tenga una fuerza de voluntad de hierro y me obligue a hacer ejercicio físico. En mi caso, el deporte siempre me sirvió para canalizar una personalidad adictiva. Es decir, lo mismo me podría hacer adicta a tomar drogas que a correr cinco kilómetros cada día. Lo que aprendí pronto en la vida fue que hacer ejercicio era una adicción positiva; y también que cuanto más practicaba deporte, el que fuera, mejor me sentía. Dentro de unos límites saludables, claro.

Hoy día viajo siempre con mi colchoneta de yoga. Y es que, si no me estiro al principio o al final de una larga jornada, me siento anquilosada. Si no practico yoga, si no camino, si no me tomo unos minutos para meditar cada día, empiezan los problemas. Entonces me duele la espalda, el cuello o la cabeza, y siento estrés. La única manera que tengo de combatir todo eso es haciendo ejercicio cada día. Se ha convertido en una necesidad. Igual que hago tres comidas al día, igual que me cepillo los dientes mañana y noche, igual que me ducho a diario, pues hago ejercicio.

Se ha convertido en algo tan natural que no concibo la vida sin ello. Incluso cuando tuve que hacer dos semanas de reposo durante mi primer embarazo, pregunté a mi médico qué ejercicios suaves podría hacer en la cama o tumbada en el sofá. Estiramientos suaves, círculos con brazos y piernas, muñecas y tobillos, todo esto me ayudó a sobrellevar mejor el reposo. Cuando pude reanudar mi vida normal, me sentí mucho mejor que si no me hubiera movido en absoluto.

Lo que quiero decir con esto es que, si conviertes el ejercicio físico en algo habitual, tu cuerpo y tu mente te lo pedirán. En lugar de sentirte cansada y dolorida después de una clase de zumba, te sentirás mal el día que la pases por alto. Pero ¿cómo conseguir llegar a este nivel?

Todas tenemos las mismas veinticuatro horas en el día. A menudo pensamos que nos falta tiempo para hacer determinadas cosas. Pero, si las convertimos en una prioridad, será más fácil que nos comprometamos a dedicarles tiempo y energía. Si te dijeran que te queda solo un mes de vida, pero que si caminas una hora todos los días esta amenaza de muerte desaparece, ¿qué harías? Lo más probable es que encontrarías el tiempo y la energía para caminar a diario.

No esperes a que el médico te ponga un ultimátum. Póntelo tú misma, y hazlo por ti, por tus amigas, por tus hermanas, hijas, sobrinas o nietas.

El mayor error es intentar hacer demasiado ejercicio en poco tiempo. Si nunca has practicado yoga, por ejemplo, sería absurdo pensar que en un mes de asistir a clase vas a recuperar la flexibilidad que tenías a los doce años. Has de tener en cuenta que casi todo lo que merece la pena conseguir en la vida tarda tiempo y requiere un esfuerzo sostenido.

Elimina la actitud de «todo o nada»: o bien vas al gimnasio durante tres horas al día, o no vas en un mes. Esto no sirve más que para desalentarte. Para que no te resulte pesado al principio y para que tengas más probabilidades de ser constante a lo largo de los años, te recomiendo algunas pautas:

- Busca una actividad que disfrutes, no tiene sentido comenzar un deporte que detestas desde el principio. ¿Para qué castigarte?
- Pide a una amiga que te acompañe a clase de baile, a tu caminata, o lo que sea que elijas como deporte.
- Ponte metas pequeñas y auméntalas gradualmente. Es muchísimo más llevadero caminar quince minutos al día que dos horas una vez por semana.
- Cambia de actividad según la estación del año. Elige actividades al aire libre cuando no haga demasiado calor o demasiado frío. Acude al gimnasio durante las épocas de tiempo meteorológico extremo.
- No temas probar varias disciplinas hasta que des con la adecuada. ¿Cómo vas a saber qué es lo que más te gusta si no te das la oportunidad de probar varios deportes o rutinas de ejercicio?
- No te dejes llevar por el temor o la vergüenza. ¿Recuerdas cuando te conté que empecé a bailar a los veinticuatro años y me sentí descoordinada y avergonzada? Si hubiera dejado que eso me afectara, no habría disfrutado de la danza durante toda una vida… y lo que me queda.

- Fíjate en el deporte como algo que te hará sentir mejor. No te fijes en hacer deporte para adelgazar o para verte de una determinada forma. Cada cuerpo responde de diferente manera al ejercicio. Céntrate en los beneficios de salud física, mental y emocional. Lo demás vendrá solo.

- Muchas personas piensan que no les gusta el ejercicio solo porque no están acostumbradas. Entonces por supuesto que se quedan sin aliento, les duelen todos los músculos y no pueden imaginar seguir sufriendo así a diario. La cuestión es que esto de quedarse sin aliento y fatigarse es síntoma de estar fuera de forma. A medida que vayas mejorando tu condición física y tu capacidad pulmonar, disminuirá la fatiga. Al contrario, te sentirás llena de energía al final de una sesión deportiva.

- Para las mujeres, sobre todo a partir de la perimenopausia, es importante hacer ejercicios de resistencia. Estos nos ayudan a mantener la masa ósea que vamos perdiendo debido al paso de los años y los cambios hormonales durante el climaterio. Puede consistir en hacer flexiones usando el peso corporal, o bien levantar pesas en casa o en el gimnasio. Es prácticamente imposible verse demasiado musculosa, así que no tengas miedo a eso. Ten en cuenta que las mujeres que practican halterofilia siguen rigurosas dietas y también pasan hora tras hora en el gimnasio para verse musculosas.

- No te dejes llevar por la creencia de que solo una rigurosa tabla de ejercicios te ayudará a ponerte en forma. Bailes de salón, nadar en la piscina, hacer senderismo... hay muchas maneras de practicar deporte. Además, más vale hacer algo —lo que sea— que nada.

- Evita pensar que realmente odias un determinado deporte si no lo has practicado lo suficiente. Ya te conté que soy corredora desde los doce años. A lo largo de la vida he corrido en muchas ciudades, en muchas situaciones diferentes. Dos de mis mejores amigas siempre me decían que odiaban correr. Pues bien, con el tiempo, ambas decidieron probar y empezaron a correr a los treinta y tantos años. Unos años más tarde, las dos han participado en varias maratones. ¡Quién me lo hubiera dicho!

- Procura descubrir cuál es tu mejor ritmo de ejercicios y deja que evolucione a lo largo de tu vida. Después de décadas de impartir y también tomar clases de *fitness*, de danza, de yoga, de haber sido corredora y nadadora, ahora veo el ejercicio físico como algo más natural que cuando era joven. Me explico: he aprendido a adaptar mi rutina a cualquier cambio en mi día a día. Si viajo, practico yoga en la habitación del hotel o salgo a pasear durante una hora. Si estoy en la playa, nado; si voy a un lugar donde hay montaña, hago *trekking*. Esto evita que interrumpa mi actividad física y que me sea más difícil seguir con mi rutina a la vuelta.

- Procura siempre consultar con un profesional de la disciplina que vayas a comenzar. No todos los instructores son iguales. Asegúrate de que, durante una clase de ejercicios, el instructor se toma el tiempo de explicar cómo hacer los movimientos para que sean más eficaces y para evitar lesionarte.

- Hazte un chequeo médico antes de empezar un nuevo deporte o rutina de ejercicios si no eras ya deportista. Seguramente te sorprenderá gratamente el resultado de tus nuevos hábitos deportivos. Algunos beneficios son: pérdida de peso, reducción de la presión arterial, más vitalidad y energía y mejor calidad de sueño, entre otras cosas.

PONTE UNA META A LARGO PLAZO

Después de explicarte la importancia de tomarte el deporte y el ejercicio físico con calma y moderación, ahora voy a darte otra opción que quizá te ayude a perseverar.

A veces, establecer una meta importante a medio o largo plazo puede ayudarte a no abandonar tu empeño en ponerte y mantenerte en forma. ¿Qué tipo de meta? Pues podría ser competir en un concurso de bailes de salón, participar en una carrera popular, correr una maratón o escalar una montaña.

Este tipo de objetivo, sobre todo si lo abordas en equipo, puede ser un gran aliciente. La sensación de cruzar la meta de una maratón, ya sea caminando o corriendo, es una de las sensaciones más bonitas que he vivido. A los cuarenta y ocho años me preparé para la carrera, y el imaginar cómo me sentiría cruzando la meta me sirvió para no abandonar en mitad de los entrenamientos. Jamás imaginé que se me ocurriría hacer esto —siempre había corrido por placer—, pero realmente fue algo inigualable.

Ahí sí tuve que echar mano de la disciplina. No me gusta levantarme temprano, pero vivo en Florida e hice el entrenamiento durante el verano y el otoño. Si quería aguantar un par de horas corriendo, tenía que levantarme a la salida del sol, para evitar deshidratarme.

Por otro lado, el aguantar correr durante horas y muchos kilómetros sin detenerme no era solo una cuestión física, sino mental. Escuchaba audio-libros mientras corría. Era un desafío encontrar caminos seguros (tanto en términos de tráfico como de seguridad personal) donde correr durante largo rato sin parar. Tuve que aprender a descansar entre carreras o tomarme días libres, e incluso dejé de correr durante una semana cuando contraje bronquitis.

Nunca olvidaré el día de la carrera. Mi meta no era terminar en un tiempo determinado, era correr la distancia completa. Y así lo hice. Desde el principio hasta el final pasé por todo tipo de emociones. Recordé todos los retos de mi vida, desde la separación de mis padres cuando era niña a mi trastorno alimentario, pasando por depresiones y finalmente mi divorcio y la época en que perdí todo a los cuarenta y cinco años. Tres años más tarde, ahí estaba, corriendo una media maratón con cientos de otras mujeres de todas las edades.

Lloré pensando en tantos desafíos superados, en mis hijas, en mi hermana, en amigas, en todos mis seres queridos, en lo que me había costado llegar a ese momento.

Cuando crucé la meta, exhausta, sin poder apenas dar un paso más, volví a llorar… no podía creer que lo había conseguido. La amiga que hizo esa carrera conmigo tiene quince años menos, y sin embargo llegó a la meta más tarde que yo. No lo digo para presumir, sino para que veas que la edad no condiciona tantas cosas en la vida, ni siquiera el tiempo en que terminas una carrera de larga distancia.

Realmente recomiendo a cualquiera que haga una media maratón o una maratón, aunque sea caminando. Es más que una simple carrera; te aseguro que puede convertirse en un despertar espiritual.

No dejes que nadie te diga que eres demasiado mayor para marcarte una meta física. Repito, consulta con tu médico, pero procura que sea un médico deportista o que se especialice en medicina deportiva. Solo este tipo de facultativo tiene la mentalidad de querer ayudarte a perseverar en tu misión de practicar deporte con regularidad y conseguir alcanzar tu meta, sea la que sea.

Ahora en la década de los cincuenta me estoy planteando certificarme como instructora de yoga. No sé si para impartir clases, pero sí que quiero profundizar en el aprendizaje de esta disciplina. He corrido mucho en la vida, y ahora —para mí— es momento de tomarme las cosas de otra manera: con más cuidado, con más calma, con más introspección. Esto no es igual para todo el mundo, claro, pero te lo cuento para que veas que entrar en una determinada década no implica dejar de ponerse nuevas metas, también en lo físico.

MANTENTE EN FORMA

Mantenerse en forma es importante a cualquier edad, pero sobre todo a partir de los treinta y cinco. Si siempre practicaste deporte, ahora más que nunca te alegrarás de ello. Pero, si nunca moviste un dedo y ahora te ahogas haciendo la cama, es el momento de plantearte seriamente un régimen de ejercicio. La práctica de un deporte formal, o simplemente caminar o nadar con regularidad, ayuda a retrasar e incluso paliar la pérdida de masa ósea y muscular que se produce en las mujeres según vamos cumpliendo años.

No se trata de hacer ejercicio para adelgazar, que también es un buen motivo, ni para tener abdominales de hierro o el trasero duro. Es mejor concentrarse en moverse para sentirse mejor. La práctica de deporte favorece la producción de endorfinas, que suben el ánimo.

Además, cuando haces ejercicio, te apetece comer más sano, duermes mejor y baja tu nivel de estrés y ansiedad. Recuerda que el movimiento es vida. Es importante someterse a revisiones médicas anuales, y posteriormente seguir las directrices del médico.

A los treinta y cinco, cuarenta, cincuenta y más allá ya no eres «invencible», como te sientes a los veinte años. Estar en forma es un deber que tenemos hacia los demás también. Es un compromiso con nuestra familia y amigos.

Los efectos de una nutrición inadecuada y un estilo de vida estresado y sedentario ya se hacen notar, pero nunca es tarde para comer mejor o proponerse caminar todos los días. Ahora me alegro de haber incorporado siempre el deporte a mi vida, incluso durante mis dos embarazos.

Siendo aficionada al ejercicio, se termina igualmente por padecer los efectos de la fuerza de la gravedad y me pregunto cómo me sentiría si no hubiera hecho jamás ejercicio. Los genes también influyen, pero afortunadamente se pueden contrarrestar las enfermedades hereditarias, así como los malos hábitos copiados de nuestros progenitores.

Si tus padres fuman y beben, pero tú no, tu madurez será más saludable que la suya. Hace poco, vi una mujer mayor caminando erguida por la playa a paso ligero. A pesar de su avanzada edad, tenía una figura espléndida, y se la veía ágil y saludable. En cambio, hay mujeres de veinte que caminan con la espalda doblada, seguramente sin darse cuenta de que, de seguir así, llegará un día en que no podrán enderezar la espalda por mucho que lo intenten.

Vivimos en una cultura de soluciones rápidas. Comemos tocino y nos hartamos de cervezas durante la primera mitad de la vida, y luego pretendemos eliminar la celulitis mediante vendas frías, templadas o calientes en tan solo una semana.

Vamos a todas partes en coche, en taxi, en autobús, y cuando a los cuarenta (o mucho antes) nos quedamos sin aliento subiendo las escaleras, nos inscribimos en el gimnasio de moda. Pagamos la mensualidad, vamos solo dos veces y después nos quejamos de que no sirve de nada, o de que no tenemos tiempo, o ponemos cualquier otra excusa para no continuar.

No es preciso dedicar tres horas diarias a mover el esqueleto, ni arriesgarnos a sufrir un infarto en la clase de *kickboxing*. Solo piensa que media hora diaria, o incluso quince minutos de cualquier tipo de ejercicio, es mejor que no hacer nada. Si te animas a hacer más, mejor para ti. Es como ingresar dinero en la libreta de ahorros. Cuanto más ingreses, más rendimientos obtendrás con el paso del tiempo. Cien dólares al mes es mejor que nada, pero, si ahorras doscientos, al cabo de diez años tendrás más del doble de ahorros. Cada paseo que des, cada vez que logres nadar diez (o incluso cinco) largos seguidos en la piscina, o hacer una tabla de ejercicios abdominales, aumentará tu bienestar, pero, si al final de cada larga y dura jornada te tumbas delante del televisor hasta que te duermes, siempre estarás cansada y no tendrás energía para hacer ejercicio.

Cuando la gente me dice que no tiene tiempo para hacer ejercicio, yo opino que no buscan el tiempo. Si yo puedo, y no soy una supermujer, cómo no van a poder los demás. La clave está en no ser rígida y en incorporar el ejercicio a tu rutina, aunque sea en pequeñas dosis. Yo tampoco lo consigo a diario, pero procuro ser constante y me las ingenio para superar cualquier traba.

Cuando aún no era mamá, o bien me levantaba más temprano o me acostaba más tarde de lo habitual, para correr media hora antes o después de trabajar. Estando embarazada de mi primera hija, nadaba tres veces por semana y caminaba casi a diario, hasta el día antes del parto. Cuando nació la mayor, perdí los kilos postparto caminando por la ciudad en la que vivía, mientras empujaba el cochecito.

El deporte es tu aliado, escoge algo que te guste y no te exijas cosas imposibles. Procura divertirte mientras sudas.

Si tienes que tomar dos autobuses y cruzar la ciudad para ir a una piscina a nadar, a menos que tengas una fuerza de voluntad increíble, ni te lo plantees siquiera, porque lo dejarás enseguida y además, te sentirás frustrada. Es mejor que te propongas sacar al perro a pasear por el vecindario durante media hora por las tardes, en lugar de hacerlo durante el tiempo justo para que haga pipí, y verás cómo te resulta más fácil ser constante. Si no mueves el cuerpo, se oxida. En cambio, si lo ejercitas con regularidad, no te pesarán tanto ni los kilos ni los años. Repito lo que dije antes: hay que hacerlo también por los demás.

Por mucho que nos intenten vender que para estar en forma hay que ir al gimnasio, se puede hacer ejercicio de muchas otras maneras, y muchas de ellas son gratis. Sé realista y proponte metas razonables, que te hagan sentir mejor y que no te induzcan al fracaso y al sentimiento de culpa si no las cumples. Sé flexible y elige actividades que te gusten. ¿Tienes alguna amiga o amigo empeñado en mantenerse en forma? Si es así, pídele que te incluya en sus caminatas o carreras por el parque, en sus partidos de tenis o en su clase de zumba. Siempre es más fácil mantenerte motivada cuando tienes alguien a quien rendir cuentas. Prueba varias actividades que no hayas hecho nunca, para ver cuál disfrutas más, y dedícale dos o tres horas a la semana. Prueba cursos de bailes de salón, clases de flamenco, danza del vientre, samba, salsa o de cualquier otra cosa.

Nadar es el deporte más completo, pero caminar es el más fácil de poner en práctica en cualquier lugar y con el único requisito de llevar zapatos cómodos y dedicarle al menos media hora seguida a paso ligero. Sea lo que sea lo que elijas, te aseguro que, una vez que te acostumbres a practicar algún deporte con regularidad, se convertirá en algo tan automático y necesario como cepillarse los dientes. Cuando sientas pereza, piensa en los beneficios del deporte y en que, si no mueves el cuerpo, se anquilosa.

SUGERENCIAS PARA MANTENERTE EN FORMA

1. Elige una actividad que realmente disfrutes y establece una rutina para practicarla. Recuerda que no pasa nada por cambiar de deporte o modificar tu plan de ejercicios.
2. Piensa que cualquier forma de ejercicio es mejor que nada. Evita marcarte objetivos difíciles o imposibles.
3. Recuerda que más vale hacer un poco de deporte cada semana durante toda la vida que solo hacer ejercicio durante un mes una vez al año. ¡Enero suele ser ese mes!
4. Evita compararte con otras personas. Haz ejercicio para sentirte bien. Eso hará que suba tu autoestima y te veas mejor.
5. Comparte el ejercicio con amigas o familiares. Esto puede hacer que te resulte más fácil seguir con ello a la larga.
6. Ponte una alarma en el teléfono cada hora. Cuando suene, bebe agua y haz diez sentadillas. Al final del día, eso se acumula.
7. Incorpora el ejercicio físico a tu vida. Hazlo a la hora que te resulte más cómoda para evitar buscar excusas cuando no te apetezca.
8. Recuerda que nunca es demasiado pronto para empezar. Pero igualmente nunca es demasiado tarde. La cuestión es hacerlo.

CAPÍTULO 6

Encuentra tu ESTILO y BELLEZA personal

La belleza es la eternidad mirándose en el espejo.

—KAHLIL GIBRAN

Una mujer que irradia confianza en sí misma y alegría de vivir nunca pasa desapercibida, ya tenga treinta y cinco, cuarenta, cincuenta o más. El estilo y la belleza no van de la mano con la juventud. Es algo que está a nuestro alcance a cualquier edad.

Saber estar, ser una mujer refinada y con carisma es algo que se puede aprender, y se debería adoptar lo más temprano posible en la vida. Cuanto antes lo interioricemos, mejor. De lo contrario, cada nueva arruga, cana o mancha en la piel nos hará infelices.

Creo que la mayoría de nosotras no nos vemos como somos en realidad. Recuerdo pensar de mí cuando joven que era fea, desgarbada, que no valía como mujer ni como persona. Mi autoestima era muy baja. En cambio, con el paso del tiempo, he ido comprendiendo que las arrugas que realmente hay que evitar son las del alma. Una actitud enojada, derrotada, es la que hace que nos veamos y nos sintamos viejas.

Esto de que las muchachas jóvenes anden ya inyectándose la cara y los labios para parecer «más jóvenes aún» es ridículo e incluso peligroso. Si bien no estoy en contra de que una se cuide y haga lo que le parezca oportuno para verse y sentirse mejor, creo que hay que hacerlo con amor hacia una misma. Esto a cualquier edad, claro. Pero ponte a pensar en cualquier mujer a la que admiras, a ser posible una mujer de tu edad o mayor que tú. ¿Qué es lo que hace que se vea bella? ¿La falta de arrugas y un rostro tan operado que hace tiempo que perdió su personalidad, o bien su actitud alegre y curiosa ante la vida? Yo prefiero ser una mujer «interesante», que ofrece más que tan solo una piel tersa y unos pechos redondos y turgentes.

Reconozco que el efecto físico del paso de los años puede resultar abrumador a veces. Pero esto es solo porque nos hemos acostumbrado a pensar que «joven» equivale a bello. Cuando miro fotos mías de cuando tenía veinte e incluso treinta años, veo una muchacha insegura de sí misma. No tenía las arrugas que tengo ahora, pero tampoco tenía el carácter de hoy. No son los años, sino las experiencias y esa sensación de haber sido capaz de superar tantos retos, lo que confiere este carácter. La mejor forma de evitar el miedo a perder tu belleza es aprender a quererte por quién eres y no por cómo te ves.

Sé que cumplir una nueva década a menudo conlleva replantearte tu estilo personal. ¿Cómo actuar, cómo maquillarte, cómo vestirte a partir de ahora? Y no creo que se deba a una determinada edad. Se debe más a los cambios físicos que se van produciendo. A los cuarenta y cinco años aún me ponía pantalón corto porque tenía las piernas en condiciones de llevarlos sin reparo. A los cincuenta y tres, los reservo para cuando voy a la playa. No es que me avergüence de mis piernas con celulitis o de la flacidez de mis muslos, simplemente considero que es ridículo seguir vistiéndome siempre igual a medida que cambia mi cuerpo. Cuidado, que esto no es igual para todo el mundo, sino una decisión personal.

No te diré qué debes y qué no debes ponerte, ni en la cara ni en el cuerpo. Creo que todas estamos ya hartas de que nos digan lo que tenemos que hacer, y a partir de una cierta edad va siendo hora de tomar las riendas de nuestro estilo personal. Solo pretendo ayudarte a descubrir e ir cambiando tu estilo a medida que pasan los años.

TUS PUNTOS DÉBILES Y CÓMO FORTALECERLOS

Te puedes alisar la frente con bótox o cualquier producto similar, pero, como no lleves siempre guantes, las manos te delatarán: son las primeras en mostrar manchas de la edad. Protege tus manos cuando laves los platos o limpies la casa. Ponte siempre pantalla solar en el reverso de las manos, y suavízalas con cremas emolientes cada noche.

El escote es otro punto débil: si abusaste del sol de muy joven, como hice yo, ahora será tu chivato. Para disimular los efectos del paso de los años, maquíllate ligeramente el escote si vas a lucirlo, o bien acostúmbrate a llevar cuellos más cerrados, y desde luego no sigas poniéndote al sol durante horas. Lleva un pañuelo en el cuello, para distraer la atención de los demás hacia otro punto.

Si tardas un mes en volver a la peluquería, una raíz canosa te hará aparentar diez años más de repente. No te saltes los retoques, y tíñete de un tono que no contraste con tu color natural, para que no se note tanto la raíz. Si te resulta caro ir a la peluquería, venden tintes fáciles de aplicar en la casa entre visitas. Yo los uso. Otra opción es dejarte el cabello gris, por qué no. Conozco mujeres de todas las edades que se ven radiantes y espectaculares siempre y cuando se cuiden el cabello blanco.

Puedes llevar una apretada faja para verte estupenda con un vestido ajustado, pero, cuando vayas a la playa en bikini, todo el mundo verá tus muslos blanditos. Para sentirte mejor cuando te pongas un traje de baño, camina mucho y, si te gusta, lleva un pareo. El modelo de belleza actual, jovencísima y delgadísima, es prácticamente imposible de conseguir, tengas la edad que tengas.

La piel de debajo de los brazos y del interior de las piernas es muy cruel: se descuelga en cuanto tiene ocasión. Por mucho deporte que practico, soy consciente de que parezco un murciélago batiendo sus alas cuando agito los brazos. Para contrarrestarlo, hago ejercicios para el tríceps con pesas de dos a cuatro kilos. Te recomiendo que lo pruebes. Para el interior de los muslos, tumbada sobre la espalda en el suelo, aprieta las piernas una contra la otra, con una pelota de plástico entre las rodillas. Hazlo todos los días, unas veinte veces y al cabo de un tiempo notarás la diferencia.

El cuello es el talón de Aquiles de muchas mujeres, incluida yo. A veces, cuando veo fotos mías de perfil, me da la impresión de que parezco un pavo. Pero bueno, no me quejo, tengo salud, que es más importante que un cuello liso. Eso sí, es delicado llevar el pelo recogido o ponerse una gargantilla en estos casos. Solo llama más la atención sobre esta zona. Desde muy joven, aplícate cremas emolientes y protector solar pero recuerda que es mejor empezar tarde que no hacerlo nunca.

Desvía la atención hacia tus ojos luciendo anteojos de un color vivo y nadie se fijará en tus «collares de Venus» (las arrugas horizontales en el cuello).

Si pasados los cuarenta tienes los pechos como piedras, todo el mundo sabrá que llevas prótesis. Para evitar este efecto, si decides operarte, pregunta a tu cirujano acerca de las opciones que ofrecen el resultado de aspecto más natural. Si no te atreves con la cirugía, o no puedes costearla, venden sujetadores con relleno que realmente ayudan. Yo he optado por esta opción. Si no, parezco una tabla lisa.

A cualquier edad, cuando las mujeres se aumentan el tamaño de los labios, se suele notar que es artificial. Y cuando se hace a partir de una cierta edad, solo se consigue el efecto de una mujer más mayor intentando parecer joven, con el agravante de no haberlo conseguido. En lugar de aumentar el tamaño de los labios, aprende a perfilarlos y maquillarlos para que parezcan más gruesos, sin someterte a rellenos excesivos. También venden lápices labiales que aumentan temporalmente el tamaño de los labios. Pregunta en la droguería o tienda de cosméticos.

Si te resistes a admitir que necesitas anteojos para la vista cansada o presbicia, tus patas de gallo te delatarán cada vez que fuerces los ojos para leer la carta del restaurante. ¡Ponte las lentes de ver cuando las necesites!

Lo importante es aprender a aceptar los signos externos del paso de los años y buscar la forma de disimular nuestras imperfecciones, a la vez que sacamos el mejor partido de ello. Cumplir años no significa renunciar a la elegancia y al saberse vestir y arreglar. Cuídate, mírate con buenos ojos, y te sentirás mejor.

Cuidar el envoltorio —el cuerpo— es una señal de respeto hacia una misma, pero en ningún caso servirá para sentirnos mejor si no aprendemos a aceptar e interiorizar nuestra propia mortalidad. Busca solaz en la religión, en la espiritualidad o en la filosofía. A partir de los cuarenta años, más o menos, entramos en un proceso de cambio quizá aún más importante que el de la adolescencia. Ahora es el momento de preguntar, y sobre todo de comenzar a comprender el porqué de todo.

Enfrenta tus miedos y haz aquello que más temes, como, por ejemplo, hablar en público, volar en avión o asomarte por la ventana de un último piso. Al enfrentar y superar tus principales temores, aprenderás también a enfrentar un miedo universal, que es el temor a la muerte, solapado por el miedo a envejecer, a tener arrugas y achaques.

REDEFINE TU ESTILO EMPEZANDO POR LO QUE HAY EN TU CLÓSET

Cumplir treinta y cinco, cuarenta, cincuenta, sesenta y más conlleva muchos cambios internos, que nos motivan a realizar cambios por fuera. Es el momento de revisar tu clóset. ¿Hay ropa que no te pones desde hace años? ¿Tienes cosas que llevan todavía la etiqueta y que nunca estrenaste? ¿Hay alguna cosa que no puedes lucir porque no combina bien con el resto de tu vestuario? ¿Tienes zapatos que parecen sacados de la basura por lo viejos y desgastados que están?

Si hace tiempo que no realizas una buena limpieza de vestuario, ahora es el momento. Deshazte sin piedad de todo aquello que pasó de moda, que te está pequeño o grande, que se cae a pedazos de viejo, que no te pones nunca o que ya no es tu estilo.

No importa que te lo haya regalado tu mejor amiga, ni que fuera baratísimo cuando lo compraste. Si no te sirve y solo recoge polvo en tu armario, haz un paquete y regálalo a los más necesitados.

Observa las prendas que has elegido quedarte, y pregúntate qué necesitarías añadir a tu vestuario para equilibrarlo. ¿Tienes muchas blusas, pero pocos pantalones o faldas? Pregúntate si te entusiasma todo lo que hay en tu armario, o si todavía contiene «errores»: compras por impulso, cosas adquiridas en rebajas y regalos que en realidad no te gustan. Haz una lista de accesorios o de prendas que te gustaría tener, anotando colores y texturas que te atraen.

A partir de ahora, proponte añadir a tu vestuario solo piezas que te fascinen cuando te las pruebes. Si no te entusiasma desde el principio, déjalo de inmediato y vete de la tienda. ¡Ya no estamos en edad de comprar por comprar! A los quince o a los veinte años, vestirse es un eterno experimento, pero ahora que te conoces mejor evita gastar tiempo y dinero en ropa que no te aporta nada. En cambio, si nada más probarte algo incluso tú te sorprendes de lo bien que te sienta, ¡a por ello!

Compra solo zapatos que sean cómodos y que te gusten. Y mira que yo sé lo difícil que es encontrar este tipo de calzado: por desgracia, tengo juanetes y, si me pongo tacón alto, al rato los pies me duelen como si alguien me clavara puñales. Si te puedes permitir tener varios, para combinarlos con distintos trajes y adaptarlos a la ocasión, hazlo. No es lo mismo salir a caminar diez kilómetros que ir a bailar o acudir a una reunión de negocios. Un zapato para cada evento sería lo ideal. Lleva siempre un bolso o cartera que te vuelva loca, ya que es el accesorio que más utilizas, y que dice mucho de ti.

Ya basta de estar menos del cien por cien conforme con lo que vistes y calzas. ¿Imaginas siempre sentirte cómoda y estilosa con lo que te pongas? Desde el pijama hasta la ropa para estar por casa, lo mejor que puedes hacer es siempre sentir que vas a tu estilo y gustarte cuando te miras en el espejo.

Esto no quiere decir que tengas que gastar una fortuna en ropa, ni que te arregles como para ir a una boda solo para pasar la aspiradora por la casa. Solo implica «ser tú», siempre. Esto aumentará tu confianza y te hará sentir cómoda siempre. Yo compro mucho en tiendas de ocasión y cuando hay rebajas. Por otro lado, si inviertes en ropa de corte clásico que nunca pasa de moda, te durará muchos años. Simplemente cambiando de accesorios puedes cambiar de imagen. Por eso a mí me gustan tanto los collares y los pañuelos y bufandas. Son versátiles y fáciles de combinar. Un mismo vestido negro puede verse bien diferente dependiendo de cómo lo adornes.

Ahora también es el momento de cambiar de estilo, si el que tienes no te gusta o ya no te sirve. Pregúntate cómo te gustaría vestir. Busca en revistas de moda ejemplos de prendas que te gustaría llevar. Elige patrones, telas y cortes que te llamen la atención. No temas preguntar a otras mujeres dónde compraron una prenda o accesorio que admires. A ellas las halagarás, y tú descubrirás dónde encontrar lo que te gusta.

Haz lo mismo con el lugar donde vives, tu hogar. Deshazte de adornos, libros y cualquier otra cosa que ya no te guste o no se adapte a quien eres hoy. Decora tu espacio solo con aquello que te encante y que sea un reflejo de tu persona. Te sentirás más a gusto con tu entorno y contigo misma.

Defínete por escrito, o define la mujer que te gustaría ser y, alrededor de esa descripción, construye todo lo demás: desde tus hábitos y aficiones, pasando por tu vestuario, la decoración de tu casa, hasta el modelo de auto que conduces.

Recuerdo cuando de jovencita tenía en las paredes de mi habitación fotografías de mujeres delgadas y bellas, para motivarme a emularlas. Me decía que yo sería feliz cuando me pareciera a ellas. Nunca ponía fotos mías, porque no me gustaba mi aspecto. No me consideraba fotogénica. Esto cambió con el tiempo, pero me encantaría no haber malgastado mi juventud odiándome. Ahora estoy casada con un fotógrafo que sabe sacarme una sonrisa sincera y hacerme fotos ¡que me sorprenden hasta a mí!

Me siento como si a lo largo de la vida me hubiera ido quitando capas, como una cebolla, y poco a poco estuviera llegando a descubrir y a mostrar quién soy en realidad. ¿Te resulta familiar? ¡Pues prepárate ya para vivir el resto de tu vida reafirmándote y siendo tú misma!

EL MAQUILLAJE A PARTIR DE LOS TREINTA Y CINCO

A los veinte años puedes maquillarte como un payaso y resultar atractiva, pero a partir de los treinta y cinco hay que hacerlo con elegancia. El maquillaje sirve para unificar una piel castigada por el sol y los elementos, para disimular imperfecciones y arrugas ligeras, y para resaltar los ojos y los labios, entre otras cosas. Puede producir el mismo efecto que llevar un vestido favorecedor o un par de zapatos elegantes y cómodos.

Con el maquillaje me siento más atractiva y segura de mí misma, aunque vaya a pasar el día sola en casa. Para lo que no sirve es para parecer veinte años más joven, ni para conseguir novio o ser más feliz, por ejemplo.

No es necesario gastar mucho dinero en productos de belleza, aunque reconozco que de vez en cuando me satisface pasar largo rato eligiendo un tono de lápiz de labios en una tienda de cosméticos bien caros. Pero este tipo de capricho ocasional también forma parte de ser mujer.

Hay libros enteros dedicados a cómo maquillarse para cualquier ocasión. Personalmente he aprendido muchos trucos simplemente observando cómo trabajan las maquilladoras profesionales, cuando he participado en programas de televisión, y también mirando revistas de moda y practicando sobre mi propio rostro.

Si tienes un mínimo de interés, en realidad es bastante sencillo aprender a maquillarte, ya que tú te miras al espejo a diario, y tienes más interés que nadie en verte guapa (o no estarías leyendo este capítulo). Además, tú eres quien puede sacar de ti misma el mejor partido, siempre. También puedes buscar en YouTube tutoriales dependiendo del *look* que quieras conseguir o incluso basados en tu edad.

Maquillarse puede ser divertido, y una forma de reivindicar la feminidad. El elemento más importante de un *look* natural es una base de maquillaje que sea humectante, que dure todo el día, y que se parezca lo más posible al tono de tu piel. Si es más clara o más oscura que el color de tu cutis, parecerá que llevas una máscara. Hay que aplicarlo de forma uniforme para evitar parecer un payaso.

Maquíllate con luz natural siempre que puedas, así te asegurarás de que los demás te ven más o menos igual a la imagen que te devolvió el espejo mientras te arreglabas. Los polvos translúcidos sirven para matar brillos, y no deberían notarse tampoco; llévalos siempre en el bolso. Si te gusta ponerte sombras de ojos, colorete, máscara de pestañas y lápiz de labios, elige siempre colores neutros que complementen el tono de tu cabello y tu color de ojos.

Pide consejos a amigas que saben sacarse partido, y a maquilladoras profesionales, y luego experimenta sola delante del espejo. Afortunadamente, en los departamentos de cosmética de centros comerciales nos permiten cada vez más que nos probemos los productos sobre nuestra piel sin avasallarnos de inmediato para recomendarnos que compremos algo. Aprovecha eso, y pasa una tarde probando diferentes tonalidades y tipos de maquillaje. Pide muestras para usarlas en casa. Si una vendedora te da sugerencias, antes de tomarlas en cuenta mira cómo va maquillada. Si te gusta, sigue sus consejos, pero, si parece un payaso, no hagas ni caso.

Cuando mires revistas de moda y belleza, fíjate en modelos que tengan tu tono de pelo, de ojos y de piel, y observa qué colores han usado para maquillarlas. Quizá a ti te queden bien. Procura encontrar tu propio estilo, que se adapte a cómo te vistes, a lo que haces y sobre todo a quién eres. Cuando lo hagas, arreglarte será cosa de diez o quince minutos, y te verás estupenda.

EL MEJOR PRODUCTO ANTIARRUGAS

Para escribir este capítulo, he leído muchos artículos en Internet, entrevistas con dermatólogos y resultados de investigaciones científicas, así como la letra pequeña de los anuncios para cosméticos y productos supuestamente antiarrugas, y me da la impresión de que nadie se pone de acuerdo. Mientras que un libro escrito por un dermatólogo de renombre te aconseja que uses mascarillas para la cara, otro te advierte que las mascarillas no sirven para nada.

En un artículo publicado en una reconocida revista de salud, lees que ha salido al mercado una crema revolucionaria que promete devolverte en un mes el aspecto que tenías hace diez años, pero en una publicación competidora te avisan de que la supuesta crema milagrosa no es más que un vulgar emoliente a un precio disparatado.

Y, si preguntas a esteticistas, cada una te dará una opinión diferente y, como es lógico, te recomendarán los productos que ellas mismas usan en su gabinete de estética y criticarán cualquier otro.

Por ello, yo te recomendaría que consultaras con tu dermatólogo, aunque algunos también están influenciados por las líneas de productos que te intentan vender en sus consultorios, por los que se llevan una comisión. Otros te dicen que te laves con agua y jabón y que uses cualquier crema barata. Aun así, pregunta al dermatólogo, que es médico y sabrá más que tú, y, si no te conformas con eso, pide una segunda opinión a otro especialista. Mi opinión es que lo mejor para evitar las arrugas es ¡tener veinte años!

Bromas aparte, el mejor producto antiarrugas es un protector solar, aunque tengas la piel oscura, ya que, además de los cambios hormonales y celulares que produce el ir cumpliendo años, los daños provocados por los rayos solares UVA y UVB son la primera causa del envejecimiento cutáneo.

Cuando yo tenía veinte años, se pensaba que los rayos UVB eran los únicos malos, y fue cuando surgió la locura de las camas de rayos UVA. Por aquel entonces, yo trabajaba como instructora en un gimnasio y tenía el dudoso privilegio de poder darme sesiones dobles de rayos UVA, para estar tostada todo el año. Además, cuando era niña, no existían las cremas con filtro solar, y recuerdo el doloroso ritual de cada verano, que conllevaba quemarse la piel al rojo vivo, llorar cuando mi abuela me aplicaba compresas de vinagre sobre las ampollas en los hombros y pelarme entera, hasta poder disfrutar de nuevo de la playa. Ahora se sabe que una sola quemadura solar, sobre todo en la niñez, aumenta dramáticamente el riesgo de desarrollar algún tipo de cáncer de piel. A lo largo de mi vida me han extirpado tres lunares potencialmente cancerígenos, y ya no me apetece tentar a la suerte. A mi hermana, dos años menor que yo, hace casi diez años le extirparon un melanoma maligno en sus primeras fases y más tarde otro cáncer de piel. Esto hace que yo ahora tenga muchísimo cuidado con el sol, no solo porque envejece el cutis, sino también por sus potenciales peligros para la salud.

Cuando voy a la playa, ahora me cubro con un sombrero de ala ancha (algo que antes me parecía cosa de viejas), llevo gafas oscuras y protección solar del mayor índice posible. Incluso el maquillaje que utilizo tiene protección solar. He cambiado mi loción corporal habitual por una que incorpora un autobronceador, y la utilizo a diario. Así mantengo la ilusión de tener un tono dorado, a la vez que me protejo de los efectos nocivos del sol.

Desde que utilizo a diario protección solar de por lo menos factor treinta, mi piel ha mejorado notablemente. Otra cosa que he descubierto después de años de haber gastado mucho dinero en cosméticos inservibles, que prometían paliar o evitar las arrugas, es que no es preciso arriesgarse a terminar en la indigencia a cambio de tener un cutis bonito. Simplemente hay que aprender a reconocer qué productos funcionan y cuáles no, y no esperar milagros.

Ya lo sabemos, nos lo han dicho muchas veces, nos lo repetimos a nosotras mismas, y, sin embargo, nos seguimos dejando engañar. Lo cierto es que, si existiera un producto antiarrugas realmente eficaz, ¡nadie tendría arrugas!

La cirugía plástica es la única solución, pero no todas lo queremos o nos lo podemos permitir.

El único producto que yo he encontrado que realmente funciona, aunque no le va bien a todo el mundo, es la tretinoína, también conocida como ácido retinoico. Es un paliativo que en Estados Unidos recomiendan muchos dermatólogos. En Estados Unidos requiere receta médica, pero yo lo he comprado en México y en España sin problemas.

La tretinoína es el primer medicamento que tiene como recomendación médica el tratamiento y prevención de las arrugas. Hay que utilizarlo en muy pequeñas cantidades, para evitar irritar la piel, y también hay que repetir la primera recomendación de este capítulo: protegerse al máximo del sol.

Aunque su primera indicación es para el acné, en Estados Unidos también está aprobado para el tratamiento de arrugas finas. Hay que tener muchísimo cuidado con el uso de estas cremas y siempre se debe consultar a un dermatólogo antes de utilizarlas. Algunas personas tienen reacciones adversas y es mejor ser extremadamente cautelosa, comenzar su uso de forma gradual y en muy poca cantidad, y dejar de usarla de inmediato si te produce alergia o sensibilidad.

Los efectos positivos de la tretinoína, que en Estados Unidos es carísima, son reversibles si se deja de aplicar sobre la piel. Es decir, una vez se inicia el tratamiento, para que los resultados sean duraderos, en teoría, no se puede interrumpir su uso. Otros productos que por lo visto también sirven para mejorar el aspecto de la piel fotoenvejecida son los AHA, o alfahidroxiácidos (ácido glicólico, láctico o salicílico, por ejemplo); son exfoliantes químicos que, utilizados con regularidad, ayudan a que el cutis tenga un aspecto más uniforme y liso. También producen fotosensibilidad, y es mejor utilizarlos en concentraciones bajas y junto con un buen protector solar. Los despigmentantes o blanqueadores que contienen hidroquinona o ácido kójico también sirven para eliminar las manchas de la piel provocadas por el embarazo, por las pastillas anticonceptivas o por el sol. Pero son controvertidos, así que, una vez más, consulta con tu dermatólogo antes de probar cualquier crema por primera vez.

CÓMO CUIDARSE EL CUTIS DESDE LOS TREINTA Y CINCO AÑOS

Muchas mujeres me preguntan cómo me cuido el cutis. Después de toda una vida de probar diferentes métodos, a continuación comparto mis recomendaciones. Eso sí, no me canso de resaltar la importancia de consultar con tu esteticista o dermatólogo antes de cambiar tu rutina de belleza.

- Utiliza siempre un filtro solar de amplio espectro, que contenga preferiblemente óxido de zinc o dióxido de titanio y un mínimo de factor de protección quince. Esto es importante aunque vivas en la ciudad. El sol nos afecta aun cuando no estemos en la piscina o la playa.
- No te tumbes al sol como los lagartos, ni mucho menos tomes rayos UVA.
- Lávate el rostro con una limpiadora lo más suave posible, que no contenga agentes irritantes. Pregunta a tu esteticista cuál es la adecuada para tu tipo de piel. No existe un producto que siente bien a todos los cutis.
- Utiliza crema hidratante lo suficientemente emoliente para tu tipo de piel, y en cantidades mínimas.
- Si te gusta usar tónicos, asegúrate de que no te sequen ni irriten la piel. Pregunta a tu dermatólogo acerca de la tretinoína y los AHA.
- La única diferencia entre las cremas de día y de noche es que las de día deberían contener protección solar.
- No es preciso utilizar toda una línea de productos de la misma marca. Si crees que una determinada leche limpiadora te va bien, pero prefieres la loción hidratante de otra marca, utilízala sin sentir que debes comprar toda la gama del mismo fabricante.

- No siempre «caro» significa «mejor».
- A pesar de todo lo que he dicho antes, si realmente te hace sentir mejor comprar una determinada crema, por cara que sea, ¡hazlo! El efecto placebo también existe.
- Acostúmbrate también a cuidar tus dientes, más que nunca. Amigas de mi edad ya tienen problemas con las encías. El simple acto de utilizar hilo dental cada noche antes de cepillarte los dientes puede ayudarte a conservar tu dentadura, y también la vida, durante muchos años. ¿Sabías que las enfermedades periodontales pueden ser causa incluso de problemas cardíacos?

A LA NATURALEZA HAY QUE AYUDARLA

Yo no digo que la arruga sea bella ni que no lo sea. Es una realidad del paso del tiempo, y no es natural que una mujer de setenta años tenga la piel más tersa que una muchacha de veinte. Sobre todo, resulta patético comprobar cómo afirman que no se han hecho nada, cuando si comparas fotos de ellas en su juventud y fotos actuales está clarísimo que se han operado. Quién sabe, quizá dentro de unos años yo decida hacerme un *lifting* facial.

Cuando todavía no has llegado a ese momento, no sabes cómo afrontarás los efectos de cumplir más de cuarenta, cincuenta o sesenta años. Mi abuelo decía que «la naturaleza es cruel. Agarra a una mujer joven y guapa y la convierte en una vieja». Claro que eso también lo hace con los hombres. Pero nosotras somos más permisivas y, según vamos cumpliendo años, apreciamos más a los hombres con arrugas, con canas, con «carácter».

Hacerse la manicura, recibir un masaje, una limpieza de cutis o depilarse son ayuditas que le damos a la naturaleza, algunas de ellas bastante caras también, y pocas personas lo critican.

Tener una piel cuidada, hacer ejercicio físico, alimentarse bien y nutrirse espiritualmente anima a cualquiera. Y aún así, el mejor remedio para aparentar lozanía e irradiar vida es mantener un espíritu joven. De no ser así, por mucho bótox que te inyectes, seguirás pareciendo una amargada.

Hay que poner las ayuditas en su justo contexto y no esperar milagros, ni tampoco que te vayan a cambiar la vida. Tener pechos más grandes, una nariz estilizada, o borrar temporalmente las patas de gallo no te hará feliz si no lo eres de antemano. Pero sí puede contribuir a aumentar la confianza en ti misma, tu autoimagen y tu autoestima. Eso sí, es importante que, si te haces arreglitos por fuera, procures también amueblar bien tu cabeza y equilibrar tus emociones.

No es necesario ser médico para saber que cualquier procedimiento quirúrgico, ya sea de estética o de cualquier otra cosa, acarrea riesgos, a cualquier edad. Tú eres quien debe valorar el impacto de teñirte las canas, aclararte la piel o someterte a una liposucción. Ser una mujer madura y atractiva no está reñido con la espiritualidad ni con la aceptación del paso del tiempo.

Si te gustan tus arrugas, lúcelas sin complejos, pero, si prefieres disimularlas, hazlo. Ahora más que nunca, sabes lo que quieres, y seguramente tienes la capacidad de conseguirlo, de modo que no dejes que las opiniones o críticas ajenas te lleven a hacer o no hacer algo para mejorar tu aspecto, si tú lo deseas. Por otro lado, y aunque es un divertido tema de conversación con tus amigas, lo que haces con tu cuerpo no tienes por qué contárselo a nadie. La vida es demasiado corta para pasarla dudando de si estarías más a gusto sin varices en las piernas o con la frente más lisa.

LA IMPORTANCIA DE CUIDAR EL ESPÍRITU
PARA VERTE Y SENTIRTE MÁS BELLA

Cultiva tu mente y tu espíritu, y tendrás menos tiempo y energía que gastar en preocuparte del físico. No es preciso inscribirse en cursos para aprender cosas, pero, si eso te ayuda, adelante. Algunas personas aprenden con mayor facilidad cuando asisten a clases presenciales. Además, es una oportunidad para conocer personas afines. Si no es tu caso, tranquila, porque mediante libros, Internet y conferencias, por ejemplo, es posible aprender sobre prácticamente cualquier tema que te interese. ¿Cuáles son tus vacíos espirituales o intelectuales? ¿Qué materias te apasionan y desconoces? Proponte leer libros o ver documentales sobre ello, en lugar de perder el tiempo mirando programas de televisión que no te aportan nada, por ejemplo. Ve a la biblioteca en vez de ir de tiendas, y busca información sobre lo que quieres saber. Si no tienes tiempo de tomar cursos presenciales, hazlos a distancia o por Internet, busca un profesor privado o un grupo de personas con tus mismas inquietudes, y reúnanse con regularidad para intercambiar impresiones. Por último, la mejor manera de aprender algo es, sencillamente, enseñarlo. Si te sientas con tus hijos, sobrinos, nietos o con una amiga para explicarles un tema, lo comprenderás mejor que tus propios alumnos.

SUGERENCIAS PARA VERTE Y SENTIRTE MÁS BELLA

1. Usa protector solar siempre, aunque tengas la piel oscura. No solo reducirás el peligro del cáncer de piel, sino las arrugas prematuras y las manchas.
2. Nunca duermas con maquillaje, tengas la edad que tengas. Lávate el rostro cada noche.
3. Empieza, si aún no la sigues, una rutina de belleza sencilla, mañana y noche. Lo más importante es que seas constante.
4. Cuídate la dentadura. Pregúntale a tu dentista sobre el blanqueo dental. Una dentadura bien cuidada hará que te veas y te sientas mejor.
5. Recuerda que una sonrisa es el mejor accesorio. Sonríe siempre que puedas. Te aseguro que incluso te subirá el ánimo.
6. Solo compra ropa que te encante. Si algo te hace dudar, déjalo en la tienda.
7. Lleva zapatos cómodos siempre que puedas. Ya no estamos para sufrir a merced de la moda.
8. Aparta un ratito cada día para el cuidado del espíritu. Es el mejor tratamiento de belleza. Cuando te sientes bien por dentro, te ves bien por fuera.

CAPÍTULO 7

Redefinir tu CÍRCULO de AMISTADES y FAMILIARES

A los amigos, como a los dientes, los vamos perdiendo con los años, no siempre sin dolor.

—SANTIAGO RAMÓN Y CAJAL

La familia y las amistades son los pilares de nuestra existencia. Relacionarnos con personas afines es bueno para la salud mental, física y emocional. Esto ya lo sabemos. Pero, por otro lado, según vamos cumpliendo años y evolucionando, hay que replantearse el tiempo y energía que dedicamos a los demás.

Con la edad he ido haciéndome más selectiva a la hora de mantener viejas amistades o establecer nuevas amigas. Lo que una busca en una amiga a los quince o veinte años no es lo mismo que a los treinta y cinco, cuarenta, cincuenta y más. No es mejor ni peor, es simplemente diferente.

Conozco a personas de mi época escolar con las que no tengo nada en común. Hace unos años me reencontré con una amiga de la escuela. Habían pasado más de veinte años desde la última vez que nos vimos. Después de reunirnos varias veces, me di cuenta de que realmente nuestra amistad no tenía futuro. Formaba parte de un pasado que, además, no me apetecía recordar.

Incluso a los cuarenta y tantos, a mi compañera de escuela le encantaba hablar de todo lo que habíamos hecho de jovencitas. Yo en cambio prefería conversar sobre mi vida actual, mis sueños y metas. Pero la vida nos había marcado de forma diferente, hasta tal punto que empecé a sentirme incluso incómoda cuando nos reuníamos con más personas y ella seguía hablando de nuestras aventuras juveniles. Así que simplemente dejé de verla. No le dije nada al respecto, pero ella tampoco sugirió seguir reuniéndonos. Creo que ambas nos dimos cuenta de que nuestra relación debía quedar en el pasado. Me sentí mucho mejor al tomar esa determinación.

Esa no es la única amistad que he dejado atrás. Ha habido otras que, porque me exigían más de lo que yo estaba dispuesta a dar, o porque no pasaron la prueba de un divorcio (mío o suyo) o de otros retos personales, también se interrumpieron. Cuando yo atravesaba por mi divorcio y la dura prueba de encontrarme sin trabajo y sin dinero, no tenía tiempo ni cabeza para dedicarme a mantener a flote esas amistades. Bastante tenía con pensar en sacar adelante a mis hijas. Las épocas difíciles a menudo sirven para aprender a discernir entre las amistades de toda la vida y las que solo son para una época.

Claro que a veces me pregunto si es que soy una mala amiga, y por esto no conservo amistades de la niñez, pero por lo general creo que se trata simplemente de que he evolucionado a lo largo de mi vida. Y, cuando cambias por dentro, algunas relaciones pierden su razón de ser.

Circunstancias como ir a la universidad, estar embarazada, casarse, tener hijos, mudarse de país, cambiar de trabajo o de profesión, divorciarse… a menudo marcan el inicio de nuevas amistades y, claro, el final de otras.

Eso sí, también tengo amistades que, a pesar del tiempo y la distancia, permanecen fuertes. Todas tenemos esas amigas que no has visto en años, pero que cuando te juntas con ellas es como si no hubiera pasado el tiempo. Son las que no te hacen reproches, que tienen una vida plena y que realmente se alegran de verte o de escucharte. Y tú sientes lo mismo hacia ellas.

LA IMPORTANCIA DE RODEARSE
DE PERSONAS AFINES

Cuando eres más joven, el simple hecho de estar pasando por la adolescencia puede ser el principal vínculo con una amiga. Pero según cumples años te vas dando cuenta de que la vida se acelera y no te apetece perder energía con relaciones que te dan más problemas que alegrías.

Dicen que somos la media de las cinco personas con las que pasamos más tiempo. Para mí esto significa que prefiero asociarme con personas creativas, alegres y vibrantes. Después de haber luchado contra la depresión clínica, un trastorno alimentario, un divorcio y la ruina económica y emocional, no me apetece para nada estar en compañía de gente negativa y quejumbrosa, que no tiene ganas de mejorar.

Ya sé que hay personas que quizá no sean la alegría de la huerta y que, por algún motivo personal o profesional, no podemos ignorar. Sí podemos, en cambio, elegir cómo interactuamos con ellas. También podemos reducir al mínimo el tiempo y esfuerzo que les dedicamos. Además, es posible ofrecerles ayuda o sugerirles vías para mejorar su actitud ante la vida. Pero es imposible hacer feliz a otra persona si ella no quiere serlo. Entonces lo mejor que puedes hacer es poner el foco en tu propia felicidad; quizá tu alegría y tu energía contagien a quienes más la necesitan.

En mi vida me he mudado muchísimas veces, de casa, de ciudad e incluso de país. Esto también ha incidido en mis amistades y relaciones familiares. No es lo mismo tener la oportunidad de ver a tus seres queridos a menudo que no verlos en meses e incluso años. Así que, si siempre has vivido en la misma ciudad o en el mismo país, tu situación seguramente es muy diferente de la mía.

Aun así, puedes replantearte las amistades. Solo porque tu amiga de la infancia viva cerca de ti no significa que tengas que verla a diario si la relación ya no te aporta nada. También puedes hacer nuevas amigas basándote en intereses comunes.

Gracias a Internet, puedes conectar con otras mujeres que tienen tus mismas inquietudes. Ya no necesitas limitarte solo a personas que viven en tu vecindario o con quienes compartes un espacio laboral.

Si albergas dudas sobre algunas de tus amistades y te preguntas si merece la pena seguir con ellas, reflexiona sobre los siguientes puntos. Podrían ayudarte a tomar una decisión.

Considera distanciarte de una amistad si:

- **Te hace sentir mal.** Si cada vez que te reúnes con tu amiga te sientes mal (incómoda, baja de ánimo, resentida), pregúntate si merece la pena continuar la amistad. La vida es corta como para pasarla con personas que te roban energía y alegría de vivir.
- **No tienen nada en común.** Si nunca tienen nada de qué hablar, si no comparten absolutamente ningún interés, evalúa si no es mejor buscar un grupo de personas afines con quienes compartir tu tiempo.
- **Te exige más de lo que puedes darle.** Cuando alguien te recrimina constantemente que no le dedicas el suficiente esfuerzo o atención, pregúntate si realmente merece la pena. Si tienes otras prioridades: hijos, nietos, pareja, profesión, aficiones, quizá sea momento de abandonar la relación.

ESTRATEGIAS PARA HACER NUEVAS AMISTADES

El deseo de establecer nuevas amigas puede surgir por diferentes motivos. Quizá te hayas mudado de ciudad o hayas cambiado de trabajo. O te divorciaste y tu exesposo se quedó con algunos de los amigos comunes. En cualquier caso, hay maneras de conocer personas afines.

Algunas formas de conocer gente nueva:

- **Apúntate a un curso presencial.** Es decir, un curso al que tengas que asistir en persona. ¿Qué te apetece aprender? Es fácil hacer amigos en un entorno en el que todos tienen un interés común.
- **Adopta un perro.** Las mascotas son buenas compañeras. En particular los perros te obligan a salir de casa e incluso hablar con desconocidos. Verás cómo otros dueños de animales te pararán para preguntarte sobre tu perrito.
- **Haz labores de voluntariado.** Además de que te sentirás mejor, te permitirá conocer a otras personas que tienen tus mismos valores.
- **Apúntate a grupos de Facebook de temas que te gusten.** Si miras bien en Facebook, hay muchísimas páginas y grupos formados alrededor de todo tipo de temas. Desde la meditación hasta la afición al cine. MeetUp.com es otro sitio en Internet donde puedes conocer a personas que comparten una afición.
- **Asiste a seminarios de superación personal.** ¿Qué mejor que conocer personas nuevas que quieren mejorar su vida? Esto no solo te ayuda a hacer nuevas amistades, sino a adoptar una actitud más positiva.

- **Comienza a practicar un deporte.** Procura hacerlo en grupo. Ya sea caminar, correr, hacer senderismo, *cross-fit*, el mayor beneficio no solo radica en mejorar tu salud y forma física, relacionarse con otras personas también es positivo para el bienestar emocional. Una amiga se inscribió en un grupo de MeetUp.com para salir a caminar los fines de semana y ahí conoció al nuevo amor de su vida.
- **Apúntate a un grupo de lectura.** Si no hay ninguno donde vives, fórmalo tú. Puedes hacerlo en tu casa o en la biblioteca. En un grupo de lectura, los participantes se ponen de acuerdo en leer todos un mismo libro. Una vez al mes (o con la frecuencia que prefieran) se reúnen para conversar sobre lo que han leído.

En cualquier caso, el calor humano es importante en nuestras vidas y aleja la soledad espiritual.

¿QUÉ HACER CON LOS FAMILIARES CON QUIENES NO TE LLEVAS BIEN?

A menudo, otras mujeres me preguntan qué se puede hacer cuando no te llevas bien con tus familiares. Porque, claro, una amistad la puedes interrumpir, pero un pariente es un pariente para toda la vida. ¿O no?

Pienso que hay muchas formas de tener una relación cordial con esos familiares difíciles, sin dejar que te afecten de forma negativa. Con el paso del tiempo me he ido dando cuenta de que a la única persona a quien puedo cambiar es a mí misma. Por mucho que me empeñe en desear que otras personas sean de una determinada manera, esto no va a cambiarlas. Y, claro, que ellas deseen que yo sea diferente tampoco me va a cambiar a mí. Entiendo que en determinadas culturas es vital la relación continuada con la familia extendida. Y esto está muy bien, claro. Las relaciones familiares pueden proporcionar gran placer y alegría, pero también pueden ser fuente de malentendidos, roces y problemas.

Dicen que, si uno de los dos no quiere, dos personas no discuten, y así es. Proponte no participar en discusiones absurdas que no conducen a nada. No es preciso contestar a cada comentario desagradable que hace un familiar. Esto no significa que te dejes pisar, claro, pero sí que tomes la decisión de no seguir intentando agradar a quienes son imposibles de complacer.

En realidad, no elegimos a la familia, es algo que se nos presenta desde el momento del nacimiento. Ellos tampoco nos eligen a nosotros. Mis padres decidieron tener una hija, sí, pero no tuvieron ni tienen control sobre el tipo de persona que soy. Yo quise ser madre y, aunque adoro a mis hijas, está claro que hay veces que no nos entendemos.

¿Y cuándo se trata de alguien que realmente no soportas? Si tienes que verla porque no hay más remedio, procura ser cordial. A menudo nuestra actitud incide en la relación. Es más difícil que alguien sea desagradable contigo si tú te muestras amable. En el caso de que esto tampoco dé resultado, reduce al mínimo el tiempo que pasas con esa persona.

No es un acto egoísta protegerte de personas que te roban la energía, aunque sean tus parientes. Si tú no estás bien, las personas a tu alrededor lo percibirán. Por eso procuro proteger mi tiempo y mi energía en la medida de lo posible. Si por obligación tengo que interactuar con alguien que me roba la energía e incluso la alegría de vivir, después de estar con ella hago algo que me ayude a recuperarme. Esto puede ser cualquier cosa, desde escuchar mi música favorita a abrazar a mi perro, pasando por regar las plantas del jardín.

RELACIÓNATE CON PERSONAS
DE TODAS LAS EDADES

Si quieres mantener una actitud juvenil y madura al mismo tiempo, durante toda la vida, nada mejor que relacionarte con personas de todas las edades. Dividir a la sociedad en grupos (los niños aquí, los viejos allá) da mal resultado.

Evita caer en la trampa de solo tener amigas de tu misma edad. Algunas de mis mejores amigas son de quince a veinte años mayores o más jóvenes que yo.

Cuando eres capaz de trascender la edad cronológica, en lo que respecta a los afectos, tu vida se convierte en una experiencia muchísimo más completa y más enriquecedora. Así no te harás huraña y criticona con los jóvenes.

Mis amigos menores que yo me recuerdan que hay que vivir con sueños e ilusiones; y los mayores, que los años bien vividos son fuente de sabiduría y de satisfacción.

Me gusta muchísimo salir a bailar con gente más joven y sentarme a conversar sobre la vida con los mayores. Además, sé que mi experiencia sirve de ejemplo a los que tienen menos años que yo, y que mi entusiasmo contagia a quienes me superan en edad.

Si te basas en intereses comunes a la hora de entablar conversaciones y hacer amigos, siempre saldrás ganando.

Y, por supuesto, procura conversar con tus familiares jóvenes —pueden ser tus hijos, sobrinos o nietos— y también con los de más años, como padres, abuelos o bisabuelos. Estas relaciones intergeneracionales son las que te ayudarán a comprender tu historia familiar, e incluso tu historia personal. También te permitirán dejar un legado a tus hijos o nietos. Si no eres madre, procura pasar tiempo con tus sobrinos. Si tampoco tienes sobrinos, conversa con los hijos de tus amigas. La gente joven tiene mucho que aportar, y los mayores, también.

Piensa que, si queremos romper las barreras de la edad y evitar la discriminación y los estereotipos, hay que empezar en nuestro propio entorno. Si adoptas la actitud de ver a las personas más jóvenes o mayores que tú como si fueran de otra especie, tú misma te estás discriminando.

Al relacionarte con personas de todas las edades aumentas tu capacidad de comprensión del mundo que te rodea. También aumentas tu capacidad de empatía, de comprender lo que sienten otras personas. Además, comprobarás que a menudo la edad cronológica no tiene que ver con la capacidad de disfrutar de la vida.

EL PASO DEL TIEMPO NOS CONVIERTE EN GUERRERAS: CÓMO ENCONTRAR OTRAS GUERRERAS

Si para algo me ha servido cumplir años es para darme cuenta de que soy más fuerte de lo que pensaba de jovencita. Cuando tenía veinte años jamás imaginé que llegaría el día en que saldría de las garras de la depresión. Si nunca has sufrido de depresión, mejor que mejor. Es algo que no le deseo ni a mi peor enemigo. Y un trastorno alimentario es muy parecido a ser alcohólico o drogadicto, pero en este caso la droga es la comida. Son enfermedades complejas que no todo el mundo es capaz de superar.

Recuerdo darme cuenta de que algo me pasaba, ya a los dieciséis o diecisiete años. Las ganas de comer sin parar o de dejar de comer durante días, el subibaja de mis emociones, días enteros vividos en la cama porque no le encontraba sentido a la vida... comprendía que eso no le pasaba a todo el mundo, y también sabía que yo sola no era capaz de superarlo. Tanto es así que, a espaldas de mi familia, fui a visitar a un psiquiatra. Fue la primera de muchísimas terapias. No fue fácil porque, como en muchos países latinoamericanos, en España, donde yo vivía entonces, estaba mal visto ir al psiquiatra o al psicólogo.

Entonces había que lidiar con la vergüenza de que alguien, incluyendo tu propia familia, se enterara de que ibas al médico, y también tenías que lidiar con tu propia depresión.

El hecho de haber conseguido superar la falta de autoestima, anorexia, bulimia, depresión y trastorno de ansiedad, aunque tardara muchísimos años en hacerlo, hoy me llena de esperanza. Si yo pude hacerlo en una época en que era tabú, es que cualquiera puede, sobre todo con la información y los recursos que existen hoy en día.

Ahora comprendo que el simple hecho de darse cuenta de que una tiene un problema es el primer paso para un día llegar a superarlo. Esto te lo cuento porque creo que es importante, sobre todo a partir de los treinta y cinco, cuarenta y cincuenta, darnos cuenta de lo que hemos sido capaces de superar hasta ese momento.

Otras mujeres han superado otras cosas: mi hermana Laura, de la que tanto hablo, es alcohólica en recuperación. No ha probado una gota de alcohol en veintitantos años. También padece, como yo, una tendencia hacia la depresión y la ansiedad, así como el resto de nuestra familia. Pueden leer su blog bilingüe en OnLifeAndHope.com. Es otra guerrera, que ha superado y sigue superando vicisitudes.

A partir de una cierta edad nos une que tenemos a las espaldas décadas de haber lidiado con retos que dejarían temblando al más valiente. Hay mujeres que me cuentan que han escapado de la violencia doméstica, que son sobrevivientes de violaciones o de una familia dominada por el alcoholismo. Muchas han lidiado con enfermedades graves, desde el cáncer a otras muchas cosas. Mi propia madre tuvo una apoplejía a los veintiocho años.

La vida a veces no parece justa.

A menudo pienso que, si todas compartiéramos abiertamente nuestras luchas pasadas y presentes, nos llevaríamos mucho mejor. Nadie sabe lo que hay detrás de una actitud huraña o un ceño fruncido. A menudo, mujeres con las que converso en Internet, me dicen lo bien que se sienten al poder compartir con otras mujeres de su edad las batallas pasadas.

La experiencia de haber vivido varias décadas nos confiere humildad. Hemos pasado por tantas y tantas cosas que solo otra mujer que ha vivido lo suficiente y ha atravesado algo similar puede comprendernos. Por eso es tan importante abrirse a nuestras compañeras, a esas otras guerreras que quizá no conocemos aún, con las que tenemos tanto en común sin saberlo.

Búscalas, búscanos en Internet, usa los *hashtags* #over30 #over40 #over50 y comparemos heridas de guerra. No para ver quién sufrió más, sino para darnos ánimos unas a otras, para recordarnos entre nosotras lo mucho que valemos, lo valientes que fuimos y somos y las muchísimas posibilidades que aún tenemos por delante. Merece la pena recordar que siempre, siempre, estamos en la mejor edad.

NUESTRAS RELACIONES CON LOS HIJOS, INCLUSO EL DEBATE DE SI TENERLOS O NO

Hoy día, el simple hecho de superar los treinta y cinco años no significa que ya tengas hijos. Que tengas más de cincuenta años, como es mi caso, no significa que estés viviendo el síndrome del nido vacío. A mis cincuenta y tantos, tengo hijos adolescentes, y algunas amigas mías de cuarenta y tantos tienen bebés o niños de muy corta edad, mientras que otras a esa edad ya son abuelas.

No solo no hay una edad perfecta para ser madre, sino que cada vez se acepta más la opción de no tener hijos. Aunque siempre quise tenerlos, desde muy jovencita (a los quince años ya sabía que quería ser madre), admiro a las mujeres que no sucumben a la presión social de ser madre, si es que realmente no tienen instinto maternal. A quienes arguyen que las mujeres sin hijos son egoístas, les preguntaría: ¿no es más egoísta tener hijos que no deseas y luego no dedicarles el tiempo y la energía que merecen?

Creo que mi deseo de ser madre fue lo que me impulsó a acelerar mi matrimonio a los treinta y cinco años. Por supuesto que no me arrepiento de nada, porque de lo contrario no tendría a mis hijas (y no serían las personas que son hoy). Pero quizá si hubiera basado en otra premisa mi decisión de casarme, como la compatibilidad de caracteres, valores e intereses comunes, mi matrimonio no hubiera fracasado.

Mi hermana, dos años menor que yo, realmente nunca tuvo instinto maternal y ahora, en su década de los cincuenta, no se arrepiente de no haber tenido hijos. Conozco otras mujeres como ella que dedican tiempo, atención y dinero —que nunca viene mal— a sus sobrinos. Mis hijos, incluido mi hijastro, tienen una relación muy especial con mi hermana, un vínculo muy diferente del que tienen conmigo. Creo que las mujeres sin hijos ofrecen a los jóvenes un apoyo y una visión muy particular de la vida, que también es importante tener en cuenta. Para empezar, sirven de modelo en el sentido de que no tener hijos realmente es una opción más e igual de válida que tenerlos.

Si tu familia te presiona porque tienes una cierta edad y o bien no quieres tener hijos o prefieres dejarlo para más adelante, relájate. Es tu vida, no la suya. Tú eres la que luego tendrá que pasar el embarazo, parir y cuidar de ellos durante toda la vida. Los avances médicos permiten que la edad cronológica no sea una gran barrera a la hora de quedarse embarazada.

Por otro lado, si tuviste hijos joven y a partir de los treinta y tantos es cuando empiezas a tener tiempo para ti, pues muy bien también. Conozco mujeres más jóvenes que yo que tienen hijos de veinte o treinta años, y están tan felices de haber pasado ya por la época más dura, la más exigente, de la maternidad.

Quizá seas incluso abuela joven, ¡pues qué maravilla!

Creo que lo más importante es darnos cuenta de que, a estas alturas de la evolución de la mujer, tenemos muchísimas opciones a nuestro alcance. También debemos ser conscientes de que hay que respetar a nuestras amigas y compañeras que tomaron decisiones diferentes de las nuestras. Me refiero a tener hijos siendo más jóvenes o más mayores, a ser madres solteras por elección o decidir no tener hijos en absoluto.

A pesar de que tuve a mis hijas relativamente mayor, siento una menor diferencia generacional que la que percibía con mi propio padre cuando yo era adolescente. Mis padres tenían veinte y veinticuatro años cuando yo nací. Mirando atrás me doy cuenta de que eran muy jóvenes. Así que, cuando yo tenía quince años, mi padre tenía treinta y nueve. A esa edad yo tenía una hija de dos años y estaba embarazada de nuevo.

Han cambiado mucho las cosas para las mujeres, y aún van a cambiar más. Aprovechemos la tecnología, pero también la información que tenemos a nuestro alcance para decidir ser o no ser madres y, si tenemos hijos, tenerlos antes o después. Pero siempre, siempre, debemos esforzarnos en enseñarles mediante el ejemplo.

Pienso que haber sido madre a una edad más mayor de lo habitual me ha mantenido joven. Porque, cuando tienes que levantarte en mitad de la noche a los cuarenta y tantos para darles pecho…, pues no hay más remedio que cuidarse lo mejor posible.

En cualquier caso, mi mensaje es que hoy día la maternidad es una elección como cualquier otra. No es tanto algo que nos pasa como algo que decidimos. Enseñemos a nuestras hijas y nietas que así es.

NUESTROS PADRES Y FAMILIARES MAYORES

Como muchas hispanas y latinas en Estados Unidos, vivo lejos de padres, abuelos y familia extendida. Están en otras ciudades, otros estados y sobre todo en otros países. Esto significa que no tengo contacto asiduo con ellos. Además, siendo mamá de tres adolescentes y trabajando a tiempo completo en mi empresa Viva Fifty Media, no es que tenga tiempo de sobra para ir a pasar unos meses con ellos.

Eso sí, hago uso de la tecnología para estar en contacto con todos, incluyendo a mi abuela centenaria. Cada día sé lo que hace mi familia extendida, a través de WhatsApp. Pero también pasamos semanas e incluso meses sin hablar por teléfono debido a la diferencia horaria y las obligaciones de todos.

Mi padre cuida desde hace años de mi abuela. Ella fue la que nos cuidó a todos, así que, claro, es su turno. Pero él también debe cuidarse, porque hace un par de años tuvo un serio problema de corazón que requirió cirugía a corazón abierto. Esto me recuerda que los que cuidan de sus mayores a menudo se olvidan de cuidar de sí mismos.

Si tienes a tu cuidado a tus padres o abuelos, y además tienes hijos a los que criar, debes sacar tiempo y energía para cuidarte tú también.

Acostumbramos a evitar quejarnos y pensar que podemos y debemos hacerlo todo solas. Y no es así. A estas alturas es importante aprender a pedir ayuda siempre que haga falta. Si no puedes permitirte pagar a alguien para que te haga las tareas de la casa o para que cuide de tus padres, hay otras opciones.

Busca o forma un grupo de apoyo para mujeres que tienen un familiar mayor a su cuidado. Reúnanse para aunar esfuerzos. Por ejemplo, una de ustedes puede atender a dos personas un mismo día y así van turnándose.

Pregunta en tu municipalidad, posiblemente exista un servicio gratuito que atiende a personas mayores en su domicilio. Habla con gente de tu iglesia. Quizá haya un programa de voluntariado, como el que existe en Estados Unidos mediante la asociación AARP, en que los voluntarios se inscriben para donar su tiempo y esfuerzo, y cuidar de quienes lo puedan necesitar.

Lo más importante es que no olvides cuidarte tú también, para que luego no seas una carga para tus hijos o nietos.

SUGERENCIAS PARA DISFRUTAR DE TUS RELACIONES

1. Recuerda que cada amistad es diferente. Algunas no están hechas para durar toda la vida. Según vayas evolucionando cambiarán tus relaciones.
2. No tienes por qué soportar personas tóxicas en tu vida. Evítalas en la medida de lo posible.
3. Rodéate de personas afines y pregúntate qué puedes hacer para ayudarlas de alguna manera. Las mejores relaciones se basan en un intercambio de ideas, sentimientos y energía.
4. Aprende a decir «no». Si no te apetece acudir a una cena porque has de madrugar a la mañana siguiente, no te sientas obligada. No tienes por qué dar explicaciones.
5. Ábrete a conocer gente nueva y de todas las edades. Nada como obtener diferentes puntos de vista para sentirte ágil y al día.
6. Adopta una mascota. Está comprobado que las personas que tienen un perro o un gato se sienten queridas y viven más años.
7. Si tienes hijos, no olvides dedicarte tiempo a ti misma. Lo mismo si cuidas de un familiar mayor que tú. Si tú no estás bien, no puedes cuidar de los demás.
8. Acostúmbrate a pedir ayuda si la necesitas. No es una debilidad. A todos nos gusta servir de ayuda a los demás.

CAPÍTULO 8

MATRIMONIO, divorcio y la BÚSQUEDA del AMOR

Amar no es mirarse el uno al otro;
es mirar juntos en la misma dirección.

—ANTOINE DE SAINT-EXUPÉRY

S i has comenzado o vas a comenzar una nueva relación de pareja o de amistad, procura soltar antes el lastre de relaciones pasadas. Aprender de los errores no significa levantar muros a tu alrededor en cada nueva relación. Si tu ex te dejó en la ruina económica, toma la precaución de proteger tus intereses económicos, pero no trates a tu pareja de ahora como si fuera un ladrón.

Si llevas muchos años casada (y aburrida), no pienses que la única solución es separarte. Es una opción, pero también hay otras. Cuando otra persona nos desilusiona o nos aburre, por lo general es porque creamos una serie de expectativas sobre ella que con el tiempo nos damos cuenta de que eran equivocadas. Por eso dicen que el amor es ciego, y en realidad nos gusta que sea así, porque es una evasión, una vía de escape de nuestras angustias vitales. Seguro que hay aspectos de tu pareja que desconoces, y que tú también tienes secretos que él ignora.

No esperes que sea él quien dé el paso para cambiar las cosas, y recuerda que todas las relaciones, igual que la vida y las personas, están en constante evolución. Pero, si crees realmente que lo vuestro no tiene solución, no te quedes estancada en una relación en la que no eres feliz. La vida es demasiado corta como para perder el tiempo en un callejón sin salida.

Cuando nos comprometemos con una pareja, deseamos que dure para siempre. Cuando me casé la primera vez a los treinta y cinco años, no pensé que terminaría en divorcio, claro. Pero después de dos hijas y muchos altibajos —más momentos bajos que altos— no me veía a bordo de un barco que obviamente se hundía sin remedio. A los cuarenta y cinco dejé la relación, en bancarrota emocional y financiera, con mis dos hijas pequeñas de la mano.

El mejor consejo que puedo dar a cualquiera que se pregunte si debería divorciarse a cualquier edad es que intente todo lo que esté a su alcance para salvar la relación. Yo hice terapia de pareja, seminarios de superación personal, terapia individual y separaciones de prueba. Nada de eso funcionó.

Pero, al menos, cuando disolvimos la relación, lo hicimos sabiendo que era el último recurso. No me arrepiento de nada. Sé que lo di todo. Nunca me plantearé «quizá no intenté lo suficiente». Lo hice por mí, pero sobre todo lo hice por mis hijas. Quería poder decirles cuando fueran mayores que no me rendí ante el primer obstáculo.

Aun así, fue una de las decisiones más difíciles y dolorosas de mi vida. Pero no quería seguir cumpliendo años y terminar por darme cuenta de que había malgastado mi vida de adulta en un matrimonio infeliz. Cuando pienso en el día que me fui de la casa familiar, recuerdo lo triste, pero también lo aliviada, que me sentí. No conseguimos salir adelante como pareja, pero, al separarnos, ambos nos dimos una segunda oportunidad. ¿Y sabes qué? ¡Ambos la tuvimos!

Un año después de abandonar mi infeliz y disfuncional matrimonio, conocí al hombre que considero el amor de mi vida. Llevamos ocho años juntos. Nos casamos, descalzos sobre la arena de la playa, cuando yo cumplí los cincuenta, rodeados de familia y amigos. Mi exesposo ahora está comprometido con una mujer que comparte sus valores y su manera de vivir la vida. Mis hijas están muy contentas de ver a sus padres felices. Esto significa para ellas una vida mejor, más tranquila y más completa.

Claro que muchas personas no quieren ni pensar en otra relación amorosa después de pasar por un divorcio. Entiendo que no todos los divorcios son iguales. A menudo, tras pasar por relaciones terriblemente difíciles y un divorcio tortuoso, muchas personas prefieren olvidarse del amor. Eligen centrarse en familia y amigos. Es importante saber qué prioridades tenemos en esta vida. Si queremos una nueva relación, hay que ir por ella. Si por el contrario preferimos estar solas, hay que ignorar la presión de la sociedad que nos dice que seremos más felices en pareja.

Por ejemplo, mi hermana menor, al principio de su divorcio decidió que no le interesaba tener otra relación amorosa. Durante dos años no le interesó salir con nadie, para centrarse en sí misma, sus amigas y su familia.

A los cincuenta, después de diecisiete años juntos, su esposo le pidió el divorcio. Cuando me lo contó me sentí derrotada, quizá más que cuando yo misma me separé. Después de todo, en mi divorcio fui yo quien tomó la iniciativa. En su caso, fue la otra persona quien decidió por ella. Fue durísimo al principio. No tiene hijos y me dijo que quizá la separación hubiera sido más fácil si tuviera hijos en los que enfocar su amor y su atención. Dos años más tarde, con la ayuda de familia y amigos, mi hermana está mejor que nunca. Viaja mucho, disfruta de la vida y hace tiempo que perdonó a su exesposo. Recién es ahora cuando empieza a sentirse preparada para quizá abrir de nuevo las puertas al amor.

Yo tardé menos que mi hermana en estar dispuesta a iniciar una nueva relación de pareja después de mi separación. Está claro que cada mujer divorciada es un mundo aparte. Siempre supe que quería una familia y, para cuando abandoné mi matrimonio, llevábamos varios años separados emocionalmente. Realmente deseaba tener la oportunidad de conocer a un hombre con quien compartir la segunda mitad de mi vida. Aunque a veces me parecía algo difícil y poco probable, resulta que lo conocí.

Una amiga en común nos presentó y enseguida supimos que estábamos hechos el uno para el otro. Ambos éramos divorciados, ambos teníamos hijos de parecida edad, ambos somos escritores, emprendedores, somos bilingües y multiculturales. Además, después de casi ocho años juntos sabemos bien lo que tenemos como pareja y como familia. Compartimos una complicidad que me consta que no es común, sobre todo a estas edades, y también un deseo inusual de criar juntos y de manera equitativa a nuestros tres hijos (yo tengo dos, él uno, y no tenemos hijos en común). Mi esposo es un gran padrastro para mis hijas, y un modelo de hombre a seguir. Mi hijastro me respeta y cuando lo conocí, con seis añitos, le dije que su padre nunca me amaría a mí como lo ama a él. A partir de aquel momento, nunca tuvimos un roce por celos.

Otro grupo de mujeres no desea una relación amorosa por motivos diferentes. Piensan que todos los hombres son iguales. O bien quieren una relación, pero no creen que sea posible a partir de cierta edad. La mentalidad de la mujer latina puede hacerle pensar que volver a encontrar el amor o casarse de nuevo puede afectar sus relaciones de familia. Temen que sus hijos no las respeten, que sus parientes hablen mal de ellas. La realidad es que debemos romper con estos tabúes y atrevernos a darnos una segunda oportunidad. Al fin y al cabo, a quien debemos el mayor respeto es a nosotras mismas. Cambiar la sociedad empieza por cambiar nuestra actitud ante la vida e incluso ante el divorcio y el segundo matrimonio.

El hecho es que buscar pareja en la mediana edad es algo completamente distinto a cuando eres muy joven. Con la aparición de lugares en Internet y aplicaciones digitales para encontrar pareja, esto de buscar el amor cambia tan deprisa que no es de extrañar que muchas mujeres a partir de una cierta edad tengan miedo de probar suerte otra vez.

Sin embargo, hay muchos finales felices a historias de buscar el amor en otra etapa de la vida. Y esto no vale solo para relaciones heterosexuales, claro. Es lo mismo si eres homosexual. Eso sí, ya no estamos para aguantar tonterías, y lo mejor es decidir de antemano qué tipo de pareja y relación quieres y hacer lo posible para mejorar tus posibilidades de encontrarla.

Lo cierto es que sí se puede encontrar de nuevo el amor a cualquier edad, si es lo que realmente quieres.

LO QUE LE PEDIMOS AL AMOR A CIERTAS EDADES

A partir de los treinta años, y cada vez a edades más tardías, la finalidad de una relación —sobre todo para una mujer— suele ser convivir, o casarse y formar una familia. La universidad, el lugar de trabajo, el gimnasio, a través de amigos comunes… en todas estas y más situaciones es donde la mujer suele conocer al hombre del que se enamora. Aunque la atracción física sigue siendo importante, ya no es lo principal a la hora del enamoramiento, como lo es cuando somos más jóvenes. El éxito académico, profesional o financiero juega un importante papel cuando se trata de atributos deseables en una potencial pareja.

La mujer, consciente o inconscientemente, desea un hombre que sea capaz de cuidarla, de ser buen proveedor y un buen padre para sus hijos. Por lo general, queremos ser independientes económicamente, pero ¿a quién no le gusta que su pareja tenga éxito y saber que —si así lo elegimos— podemos quedarnos en casa cuidando de los hijos en vez de ser madres trabajadoras? Yo nunca he tenido ese tipo de relación de pareja, pero conozco a mujeres que no conciben el matrimonio de otra manera.

Cuando nuestra motivación para encontrar pareja es formar una familia, y sobre todo cuando empezamos a sentir que se acelera el reloj biológico, es muy posible —como me pasó a mí— que tomemos la decisión de emparejarnos o casarnos con mayor urgencia de lo que sería deseable. Cuando esto ocurre, a veces ignoramos señales o características de nuestra pareja que más adelante se convierten en un verdadero problema e incluso son motivo de separación o divorcio.

Si estamos separadas o divorciadas, a estas alturas lo más probable es que nuestros potenciales pretendientes sean divorciados o separados y también tengan hijos. Todavía existen los solteros empedernidos, pero, en mi opinión, si a estas alturas siguen solteros, es por algo, y si no tienen hijos, no comprenden de primera mano las dificultades que conlleva tener una relación con alguien que sí los tiene. Esto, creo, los convierte en peores candidatos a pareja si tú tienes hijos, pero es algo muy personal.

Seguramente lo mejor sea aspirar a un compañero que no se parezca en absoluto a nuestras anteriores parejas, que por algo fracasaron. Si somos lo suficientemente maduras, buscaremos alguien con quien compartir una conexión emocional e intelectual. Sabemos que la pasión inicial en una relación, a la larga se termina o evoluciona. Por ello, a estas alturas queremos estar seguras de que, cuando esto ocurra, habrá otros importantes puntos en común. Buscaremos un amigo, un cómplice, un compañero. El proyecto de pareja puede incluir vivir juntos y casarse o no. Hay personas que se casan varias veces con diferentes personas que en el fondo tienen las mismas características: son bebedores o maltratadores, holgazanes… y esto hay que tenerlo en cuenta para evitar seguir cometiendo el mismo error.

SUPERANDO COMPLEJOS PARA ENCONTRAR EL AMOR

Las que nos hemos encontrado de nuevo solteras —y posiblemente con hijos— en la mediana edad, comprobaremos que desde la última vez que salimos con un hombre las cosas han cambiado bastante. Por un lado, nuestro cuerpo y nuestra actitud no es la misma. Seguramente tendremos arruguitas, flacidez, canas y estrías producto de la edad y de la maternidad. Una amiga de cuarenta años me decía, ante la inminencia de su primer encuentro sexual después de su divorcio: «Pero ¿cómo voy a dejar que me vea las tetas caídas? Qué vergüenza…».

Claro que nuestros cuerpos y mentes han cambiado, y para mantener alta la autoestima hay que cuidarse por dentro y por fuera, como menciono en otro capítulo.

Por mucho que tengas el pecho caído o el vientre descolgado, piensa que las mujeres tenemos tendencia a fijarnos en nuestros defectos. Si no es la gordura, es la arruga… Pero quien te quiere como eres te merece más que aquel que solo quiere estar contigo por tu juventud o por tu físico.

Cuando veas lo que hay en el mercado de los solteros maduritos, también advertirás que el panorama ha cambiado bastante. La juventud perdona muchas cosas, y muchos hombres —sobre todo si ya han estado casados—, se descuidan a niveles mucho peores que las mujeres. Si tu objetivo es salir con hombres de tu misma edad, descubrirás que tampoco todos son Adonis y que es mejor aceptar el paso del tiempo y tomarlo con buen humor.

Lo importante es no tomarse la búsqueda de pareja con desesperación, sino como una aventura. Dicen que las personas que están en una relación feliz gozan de mejor salud y mayor estabilidad emocional, pero la clave es tener «una relación feliz». No sirve tener una relación cualquiera.

Algunos temores que pueden surgir a esta edad:

- Estoy demasiado mayor para encontrar pareja.
- No tengo tiempo ni energía para conocer gente nueva.
- Ya no quedan hombres como los de antes.
- No sé si sabré desenvolverme en la cama con un nuevo compañero.
- Soy demasiado independiente.
- Se van a reír de mí.

Si abordas el amor en la mediana edad con madurez pero con ilusión, tu actitud abierta y positiva atraerá a ese tipo de personas. Atraemos al tipo de persona —tanto en el amor como en la amistad y en lo profesional— que somos. Por eso has de comenzar por convertirte en la persona que deseas ser y así podrás atraer al tipo de hombre que te conviene para ser feliz.

TU LISTA DE ATRIBUTOS DEL HOMBRE IDEAL

Leí hace tiempo en una novela que, a partir de una edad, un hombre es un buen partido si no es un borracho, si no está en la ruina y, sobre todo ¡si está vivo! No creo que debamos conformarnos con tan poco, pero tampoco creo que tengamos que poner el listón tan alto que sea imposible de alcanzar.

Aunque suene muy frío lo de hacer una lista de atributos del posible candidato a pareja, es algo útil y que impide que terminemos de nuevo en una situación incómoda o incluso insostenible.

Dicen que el amor todo lo puede, pero, por desgracia, cuando hay grandes impedimentos desde el principio —como el que uno quiera un compromiso serio y el otro, no— la relación te traerá más disgustos que alegrías. Lo mejor, antes de ponerte a buscar pareja, es saber qué quieres y qué no estás dispuesta a aguantar. Para ayudarte a descubrirlo, sugiero que respondas por escrito a las siguientes preguntas:

¿Qué valores son importantes para ti y te gustaría compartir con una pareja?

- Ideología religiosa o espiritual
- Ideología política
- La forma en que educas a tus hijos
- Libertad personal
- Honestidad y claridad
- Respeto y compromiso
- Higiene personal

¿Qué cosas no soportarías en una posible pareja?

- Que esté casado, tenga novia o sea mujeriego.
- Que quiera / no quiera hijos
- Que fume o beba alcohol
- Que no tenga trabajo
- Que sea mucho mayor / mucho más joven que tú
- Que tenga / no tenga hijos
- Que gane mucho / gane poco dinero
- Que sea irresponsable
- Que esté enfermo o que no esté en forma
- Que mienta
- Que ronque
- Que sea infiel
- Etc.

¿Qué atributos te gustaría que tuviera tu potencial pareja?

- Que sea atento
- Que sea cariñoso
- Que sea sociable
- Que se lleve bien con su exmujer
- Que trate bien a tus hijos
- Que te acepte tal y como eres
- Que esté dispuesto a mejorar siempre
- Que esté abierto a la crítica
- Que quiera / no quiera casarse
- Que sea fiel
- Etc.

Cosas que prefieres pero que podrías aceptar que no sean así si el resto del paquete merece la pena.

- Prefiero que tenga hijos de la edad de los míos
- Prefiero que nunca haya estado casado
- Prefiero que tenga la misma / diferente profesión que yo
- Prefiero que sea mayor / más joven que yo
- Prefiero que sea buen bailarín
- Prefiero que sea deportista
- Prefiero que sea intelectual
- Etc.

Ahora, te ofrezco una lista de reflexiones que deberías tener a mano y consultar a menudo, para poder poner remedio antes de que sea demasiado tarde. Muchos de los problemas que surgen en relaciones ocurren porque no pusimos remedio desde el principio.

- ¿Cumple su palabra?
  Algo tan sencillo como que te diga que llegará a una hora determinada y que luego no lo haga, sobre todo si es por

costumbre, indica que no es una persona en la que puedes confiar.

- ¿Sientes que te oculta cosas?

  ¿Ocurre a menudo que no contesta cuando le llaman por teléfono? ¿Esconde su teléfono celular o se asegura de tenerlo siempre a su alcance? ¿Te cancela citas al último minuto? ¿Pasan días sin que tengas noticias suyas? Todo esto podría indicar que tiene una relación con otra mujer.

- ¿Se le «olvida la billetera» o te pide dinero?

  Todos pasamos por dificultades, pero si ya empiezas con este tipo de situación, tiembla al imaginar lo que te espera más adelante.

- ¿Echa siempre la culpa a los demás de sus problemas?

  Si te dice que su exmujer está loca, que su jefe es un neurótico, que sus amigos no le entienden y que, si no fuera por eso, su vida sería perfecta… sal corriendo. Una persona madura asume la responsabilidad de lo que le toca vivir en la vida. Y si no, al menos emprende acciones para superar la situación.

- ¿Reacciona de forma violenta o explota y grita por cualquier pequeñez?

  Si, además, luego viene pidiéndote perdón, pero luego repite, o se justifica arguyendo que tú lo provocaste, no lo pienses dos veces y termina la relación cuanto antes. Así empiezan los casos de malos tratos, y no exagero.

- ¿Desde el primer día te dice que te ama?

  Tan malo es eso como que no muestre sentimiento alguno, pero, cuando alguien de cierta edad parece tener excesiva prisa en casarse, vivir contigo o amarte, posiblemente se trate de alguien con inseguridades o problemas sin resolver.

- ¿Se muestra celoso?
¿A quién no le halaga una ligera actitud posesiva por parte de un hombre que te gusta, y más aún si es tu pareja? Eso es algo natural. Lo que no es normal ni deseable es que te acuse de mirar a otros hombres, de vestir provocativa o incluso que te prohíba salir con amigos. A la más mínima sospecha de que se trata de un hombre celoso, déjalo de inmediato.

- ¿Tiene una adicción?
Ya se trate del alcohol o de pastillas para dormir, que sea un jugador, o cualquier otra cosa, por muy atractivo que te resulte o por muchas otras cualidades que tenga, si te das cuenta de que es adicto, mejor no sigas. Sufrirás, y mucho.

- ¿Es irresponsable?
Si falta al trabajo sin motivo, se olvida de pagar las facturas, no le pasa dinero a su ex, presenta la declaración de la renta fuera de plazo, llega siempre tarde, etc., no creas que cambiará. Si a estas alturas de la vida no es responsable, ¿cuándo?

Las listas y preguntas anteriores son solo un ejemplo y tú puedes elaborar tus propias listas basándote en tu experiencia y en la de tus amigas o conocidas.

Las mujeres sabemos perfectamente cuándo una situación o una persona no es recomendable. A veces lo sabemos intelectualmente y otras veces es a través de la intuición. Lo que pasa es que, al menos hasta el momento, a menudo hemos ignorado esas señales porque interferían con nuestro deseo de estar en pareja. Aceptemos siempre la realidad y no nos mintamos.

Para concluir, para tener éxito encontrando pareja, primero tienes que saber qué quieres en ese terreno. Si no sabes lo que quieres, ¿cómo vas a conseguirlo? Esto es aplicable a todos los aspectos de la vida, claro.

EL PAPEL DE INTERNET A LA HORA DE ENCONTRAR DE NUEVO EL AMOR

Yo era de las que pensaba que los sitios para encontrar pareja en Internet eran para perdedores. Me parecía como admitir públicamente que estabas desesperada por conocer a alguien y que era el último recurso. Pero en realidad no es cierto, los tiempos han cambiado mucho. Tanto es así que, durante unos meses, como parte de mi investigación para escribir mi libro *Volver a empezar*, sobre encontrar de nuevo el amor en la mediana edad, me inscribí en varios de estos sitios *online*.

La ventaja de estos lugares es que puedes hacer una lista de todo lo que quieres en una pareja, explicar lo que no quieres y limitar tus búsquedas por zona geográfica, edad, ingresos, nivel de estudios, idiomas, religión, aficiones y que tenga hijos o no, entre otras muchas cosas. Sin darme cuenta apenas, comencé a pensar en el sitio de Internet como una posibilidad verdadera y me pregunté qué querría en un hombre. Se me ocurrieron varias cosas, como que tuviera estudios, que fuera bilingüe, que no fumara, que practicara deporte, que fuera más alto que yo, que tuviera un trabajo estable, que fuera emprendedor...

Algunas de las cosas pueden parecer frívolas, pero ¿por qué siquiera considerar a alguien que tenga un vicio o una forma de ser que desde el principio te disgusta? También me parecía importante que tuviera hijos y prefería que fuera divorciado y no soltero empedernido. Lo de ser bilingüe no era un requisito, pero, como yo lo soy, sería la guinda sobre el pastel, claro.

A la hora de escribir mi perfil y subir mis fotos, procuré ser honesta. Puse fotos con ropa diferente, primeros planos y de cuerpo entero. Subí tantas imágenes como las que me gustaría a mí ver de un candidato del sexo opuesto. Procuré describirme de forma positiva, pero también enumeré algunas de las cosas que podrían ser motivo de incompatibilidad con alguien. Por ejemplo, que tardo una hora en arreglarme para salir, que me gusta levantarme tarde y que duermo mucho. Recordé que a un novio que tuve le irritaba muchísimo que me levantara al mediodía un sábado, cuando él madrugaba a las seis para comprar el periódico.

En muchos de los foros en los que se habla de este tipo de sitio recomiendan comenzar por escribirse con alguien por *e-mail* durante un tiempo, luego pasar a la conversación telefónica y, por último —y si todo va bien—, verse en persona. Yo discrepo. En mi opinión, pero es solo una opinión, si alguien te parece interesante, y viceversa, lo mejor es verse cuanto antes. El motivo es que por *e-mail* y por chat las personas pueden expresarse de una manera que no se corresponde con la realidad. Conozco tantos casos de personas que empiezan a chatear por Internet, se creen que se están enamorando… y cuando se encuentran en persona resulta que el tipo puso una foto de hace diez años, o es un borracho, o simplemente te repele. Eso pasa, ¡y mucho! Lo mejor es enterarse de cómo es el señor en cuestión en carne y hueso, ¡lo antes posible!

Siguiendo mi filosofía de acelerar el encuentro en persona, después de intercambiar algunos mensajes con varios pretendientes, quedamos para vernos con relativa rapidez. Tomé algunas precauciones, como quedar en un lugar público, conseguir su número de teléfono y enviar toda la información posible a mis mejores amigos, por si acaso. El primer encuentro es mejor que sea en un lugar tipo cafetería, y de día, por si no te apetece que se alargue. Encontré que, por lo general, los hombres parecían estar más nerviosos que yo, quizá porque yo me lo tomaba como parte de mi trabajo como escritora y ellos buscaban algo más.

La experiencia fue de lo más interesante. Uno de los candidatos era maestro y escritor frustrado, al que le gustaba tocar el piano. Pasó la hora y pico que duró el encuentro quejándose de que su trabajo era horrible y hablando de su terrible experiencia con su última novia, que aún estaba casada. No hizo más que bostezar y me empezó a entrar sueño a mí también. No nos volvimos a ver. Me pareció el prototipo de paciente de un psiquiatra de una película de Woody Allen.

Con el candidato número 2 quedé en una discoteca. Ya, ya, no es lo más aconsejable, pero era viernes por la noche y no tenía planes, así que pedí a unos amigos que me acompañaran. El hombre parecía agradable. Me dijo que por qué no íbamos juntos a la playa al día siguiente. Durante la conversación salió la cuestión de la edad. Yo había confesado cinco años menos de los que tenía entonces, porque si no solo me escribían hombres veinte años mayores. No me pareció algo terrible. Al poco de hablar de esto, el señor se excusó para ir al cuarto de baño y desapareció. Al final de la noche lo vi salir de la discoteca con otra mujer. Le envié un mensaje de texto preguntando por qué y me respondió: «No me gusta que las mujeres mientan sobre su edad». Así que decidí poner mi edad verdadera en mi perfil, a ver si tenía más suerte esta vez.

El candidato 3 afirmaba ser un hombre espiritual, había viajado mucho y tenía hijos. Habíamos leído los mismos libros y, según decía, era amante del deporte, como yo. Como no daba el paso, propuse que quedáramos en persona y accedió. La «entrevista» fue muy bien en comparación con las anteriores. Me reí mucho y se me hizo breve, pero tuve que interrumpirla para ir a una clase de baile. Nos vimos varias veces después del primer encuentro, pero un día le dije de broma que lo había buscado en Google y que salió la noticia de su arresto. Para mi sorpresa, le cambió la cara y empezó a explicarme por qué lo habían arrestado dos veces. No solo eso, sino que tosía como un enfermo terminal de cáncer de pulmón, porque fumaba como una chimenea (en su perfil decía que era no fumador), y no tenía aspecto de haber pisado un gimnasio en su vida.

El candidato 4 era motero y no había leído jamás un libro. Pero acepté salir con él a dar un paseo en moto porque, a mis cuarenta y seis años, nunca había montado en una Harley. Así fue como durante un par de semanas ¡fui la chica de un motero! Fue divertido. Fuera de eso, me pregunté si sería capaz de hacer lo mismo todos los fines de semana y pasar tiempo con sus amigos, que, por no leer, no habían leído ni un cómic. En realidad no teníamos nada en común.

A partir de ese momento, dejé de pensar en los hombres que conocía en Internet como posibles candidatos a pareja y empecé a salir con ellos como amigos, dejándolo claro desde el principio. La excusa de estar escribiendo un libro sobre encontrar de nuevo el amor me ahorró tener que dar demasiadas explicaciones cuando no quería una segunda cita.

El candidato 5 me pidió una y otra vez que cenara con él y afirmó comprender que solo era como amigos. Fue tan persistente y dulce a la vez que me pareció justo darle una oportunidad. En las fotos parecía alto y fuerte, como un gladiador. Pero, cuando nos encontramos en persona, desde lo alto de mis tacones podía verle la calva (calva que ocultaba en las fotos, claro). Durante la cena me contó que su tercera exmujer había intentado apuñalarlo durante una discusión. También me relató con todo tipo de detalles que recién se acababa de arreglar los dientes, porque antes se le caían en la sopa cuando comía. A pesar de que me llevó flores y me escribía poemas, nunca más quise verlo, ¡ni para recopilar información para una novela de terror!

Hubo un candidato 6 que casi tenía la edad de mi padre. Accedí a cenar con él porque tenía aspecto interesante y era un hombre culto. Por otro lado, se notaba que tenía más dinero que pelos en la cabeza (y tenía toda su cabellera intacta). Reconozco que esto me resultaba incómodo, porque me impedía siquiera hacer el gesto de pagar mi parte después de salir a cenar. Eso sí, hacía tiempo que no mantenía una conversación tan interesante con un hombre que, por otro lado, insinuaba que la mujer que estuviera con él no tendría que preocuparse de las finanzas nunca más. Lástima que no me atrajera sexualmente porque, aunque dicen que eso no lo es todo, no me parece bien estar con alguien que no te atrae, por muy inteligente que sea y por mucho dinero que tenga.

Al ver que en mi zona no encontraba a mi alma gemela, busqué más lejos. Entonces conocí al candidato 7 en Miami. Tenía su propia empresa de jardinería, parecía una persona espiritual y además era atractivo. Nos comunicábamos mediante mensajes de texto, algo que no me gusta hacer con un desconocido; cuando estábamos a punto de conocernos, me dijo que tenía que salir de viaje porque su madre estaba enferma. Parecía celoso (había pillado a su exmujer en la cama con un amigo) y un poco fresco. Nunca nos vimos en persona, porque se me cruzó el candidato 8, que hoy día es mi esposo.

Nos conocimos a través de Facebook, gracias a una amiga en común que era dueña de un restaurante español en la ciudad de Florida donde vivo yo. Él, reportero gráfico, paró a comer ahí un día y conversó con mi amiga. Ese mismo día, ella me llamó por teléfono para decirme que había conocido a un tipo que me podía gustar. Me contó que, además de alto y bien parecido, también era bilingüe, bicultural y escritor. Seguí preguntando y supe que era divorciado y tenía un hijo de edad similar a la de mis dos nenas. Por lo general, esto significaría que él sería mucho más joven que yo, pero afortunadamente no era así. Todo sonaba estupendo, salvo que él vivía a cien millas al norte de mi ciudad. Aun así, accedí a conectar con él por Facebook y nos escribimos algunos mensajes. Sobre el papel nos gustamos mucho y, después de mirar nuestras respectivas páginas web y hablar por teléfono (me encantó su voz), acordamos conocernos en persona y él se ofreció a venir a verme.

El día de la primera cita, mis hijas estaban en la escuela (los dos trabajamos por cuenta propia,) y yo había elegido una cafetería para nuestro encuentro. Pretendía seguir todas las reglas que se aconsejan para el primer acercamiento. Un rato antes de la hora acordada, me llamaron de la escuela para decirme que mi hija pequeña tenía fiebre y que debía ir a recogerla. Pensé en mi pretendiente, que llevaba ya una hora de carretera, y me fui al colegio a buscar a mi nena. Miré mi departamento y me pregunté si podía recibir a alguien en esas condiciones. Lo llamé, le expliqué el cambio de planes y le di indicaciones para llegar a mi casa.

Hoy pienso que el hecho de que mis planes iniciales se torcieran nos ayudó a conocernos tal y como somos, con los problemas que ocurren a diario en la vida de una madre o un padre sin pareja. Es difícil mantener la compostura o mostrar una imagen falsa cuando tienes que atender a tu hija que está malita y cuando te pillan con la casa sin arreglar.

Nuestro primer día juntos fue accidentado e inesperado, como es la vida. Nada es perfecto, claro, pero cuando dos personas tienen valores similares, comparten el tipo de educación, de cultura y de forma de ver la vida y además tienen hijos de parecida edad y buscan lo mismo para ellos, es más fácil acoplarse. El tener que manejar dos horas en cada dirección cada fin de semana para estar juntos no fue obstáculo. Dos años más tarde me mudé con él y cinco años después de conocernos nos casamos para formar la familia que ambos siempre quisimos tener. Después de ocho años juntos, puedo afirmar sin duda que es el amor de mi vida.

CINCO CLAVES FUNDAMENTALES PARA UNA RELACIÓN AMOROSA MADURA

Con ocho años de una relación madura a mis espaldas y con la esperanza de que esto dure muchos años más, he llegado a la conclusión de que para que un matrimonio funcione, y funcione bien, se requieren varias claves.

1. **Compromiso.** Por muy libres y liberales que pretendamos ser, lo cierto es que una buena relación de pareja requiere del compromiso de ambos para funcionar. Si uno de los dos no está dispuesto a comprometerse en todos los sentidos, estar ahí para el otro en cualquier circunstancia, no tiene sentido estar en esa relación. Una buena pareja la forman dos cómplices que se apoyan el uno al otro, que además son amigos y amantes y no se guardan grandes secretos.

2. **Compatibilidad.** Los caracteres de ambos han de ser compatibles, que no iguales. El hecho de compartir valores significativos es un importante pilar en cualquier relación. Las parejas de atractivo físico y nivel intelectual, social y económico similares cuentan con más probabilidades de durar que las que tienen gran disparidad. Es posible que los atributos de cada uno se complementen, claro, y que un aventurero lo pase estupendamente con una mujer que prefiere estar en casa, pero lo normal es que sea más fácil de sobrellevar una relación en la que los integrantes tengan más similitudes que diferencias.

3. **Fiabilidad**. La fiabilidad es vital. Ser una persona que honra su palabra dentro y fuera de una relación es importante. No es

agradable estar con alguien impredecible, que promete una cosa y luego hace otra. Este patrón de conducta se puede verificar muy al principio de una relación. Observa cómo se comporta con otras personas: sus amigos, su familia, sus hijos, su jefe, y sabrás si es de fiar.

4. Fidelidad. Según he comprobado, para mi sorpresa, la fidelidad es un factor que no se puede dar por hecho. Conozco demasiadas parejas supuestamente felices que luego he descubierto que se ponen los cuernos como si fuera de lo más normal. La infidelidad suele ser señal de que algo no va bien en la relación. Muchas personas son infieles, pero permanecen en un matrimonio por motivos financieros, por los hijos o por comodidad. Por otro lado, hay personas que simplemente no controlan sus impulsos sexuales y son incapaces de ser fieles. Si ambos integrantes de la pareja están de acuerdo con esto, estupendo, pero lo normal es que no sea así.

5. Generosidad. En una buena relación, aunque es saludable ser asertiva, una debe preguntarse cómo hacerle la vida más fácil al otro y no estar siempre exigiendo. El amor, e incluso la amistad, es generoso. Dar sin esperar a cambio debería ser la máxima de cualquier relación. Claro que, cuando eso se convierte en algo unidireccional, estoy de acuerdo en que no es ni justo ni agradable. Pero, cuando las dos personas buscan el bienestar del otro, la cosa va bien.

SUGERENCIAS PARA DISFRUTAR DEL AMOR

1. Piensa que el amor es cosa de dos. Has de poner de tu parte si quieres mejorar tu matrimonio o relación de pareja.

2. Si buscas pareja, haz una lista de atributos de tu potencial pretendiente. Así podrás evaluar con la cabeza fría a las personas que vayas conociendo.

3. No descartes encontrar pareja por Internet. Ten las mismas precauciones que si conocieras a la persona en la vida real.

4. Fíjate en esas señales de alarma que a menudo pasamos por alto. Cuando alguien te demuestre cómo es, no ignores esa información.

5. Evita pensar que todos los hombres son iguales. Además de que no es cierto, si piensas así, quizá pases por alto a alguien que podría hacerte feliz.

6. Habla con amigas que hayan vuelto a encontrar el amor. Es bueno escuchar historias con final feliz para animarte a seguir sus pasos.

7. Atrévete a buscar el amor fuera de tu círculo. Solo saliendo de tu zona de confort podrás conocer a alguien diferente.

8. Ten en cuenta que las relaciones, a cualquier edad, requieren buena disposición por parte de ambos. No son perfectas.

CAPÍTULO 9

La EVOLUCIÓN del sexo en cada ETAPA de la VIDA

Hay menos maneras de hacer el amor de lo que se dice, pero más de lo que se cree.

—COLETTE

Ah, el sexo. Cómo me gustaría que mis hijas aprendieran a disfrutar de él cuando les llegue el momento, sin miedos, sin tapujos y sin tabúes. No sé cómo te hablaron en casa del sexo, o si te hablaron de ello siquiera. Mi abuela, la mujer que me crió, poco me contó. Porque, claro, eran otras épocas y el sexo no era algo que se conversara entre madres e hijas. Y menos aún entre abuelas y nietas.

Por supuesto que de jovencita tampoco conversé con mi padre sobre los riesgos y placeres del sexo. Mi abuelo, que en paz descanse, era un gran abuelo, pero también era muy machista. A mi hermana y a mí nos decía: «Todos los hombres quieren lo mismo y son unos cerdos, así que no te dejes meter mano, hijita».

Por todo esto, mi hermana y yo, al igual que muchas mujeres de nuestra generación, crecimos medio traumatizadas con el tema. Aprendíamos de revistas, de amigas que no siempre eran las mejores consejeras y, claro, así nos fue. Tuve mi primera experiencia sexual a los dieciséis años, después de un año de fuerte presión por parte de mi primer novio. En parte porque mi mejor amiga ya no era virgen, en parte por agradarle a él y en parte por la rebeldía propia de la adolescencia… me acosté con él. Lo recuerdo como una experiencia extraña, incluso desagradable. Tanto es así que al poco tiempo rompí con él.

No volví a tener ni novio ni ganas de sexo hasta los diecinueve años.

Mi hermana me contó hace poco que su primera experiencia sexual no ocurrió hasta los veintiún años. Me quedé perpleja porque siempre pensé que ella, que siempre tenía novio desde muy jovencita, había empezado a tener sexo muchísimo antes.

A mis cincuenta y tantos miro atrás y, bueno, tengo una buena carrera tanto en el terreno sentimental como en el sexual. Tuve mis años locos entre los treinta y los treinta y cinco, entre dos largas relaciones. Lo recuerdo como mi adolescencia sexual, la que no disfruté en su momento. Fue una época de experimentación y de arrancarme prejuicios y temores.

La verdad es que me alegro de haber pasado por esa época «loca» a inicios de mi década de los treinta porque, si no se hace en algún momento de la vida, yo creo que las ganas de hacerlo o la frustración por no haberlo hecho terminan por salir a flote en el momento menos esperado.

Pues ya me quité la espinita en su momento y yo sola me curé de tanto susto y tanto prejuicio con el sexo.

Aprendí por mi cuenta que el sexo es algo natural, que no hay que sentirse culpable por disfrutar de ello, y de la manera y con quien una quiera. Sea con un hombre, con otra mujer o con más de una persona al mismo tiempo.

Aprendí que en estos tiempos hay que protegerse de enfermedades de transmisión sexual, porque no merece la pena arriesgar incluso la vida a cambio de acostarse con alguien. Y aprendí

Lorraine C. Ladish

también que he tenido mucha suerte de no haber contraído una seria enfermedad, porque no siempre usé la protección necesaria.

Espero realmente ser capaz de transmitir a mis hijas todo esto y mucho más para que ellas no tengan que sufrir innecesariamente en este terreno y, al contrario, puedan sacarle el mayor partido a este tipo de relación, dentro o fuera del marco de una relación amorosa.

Creo que, a cualquier edad, cuando una está pendiente de sus complejos y temores es casi imposible disfrutar del sexo como es debido. Esto puede ocurrir a los veinte años y también a los treinta, cuarenta y cincuenta.

No es preciso ser joven y delgada y parecerse a la famosa de moda para tener una vida sexual activa y llena de satisfacción. Pero es imprescindible sentirse como una diosa, y esto ya lo hemos comentado en otros capítulos. La autoestima y el amor hacia una misma son vitales también en este aspecto.

Si tu vida sexual es estupenda, ¡te felicito! Y, claro, te pediré que nos cuentes a las demás tu secreto. Es importantísimo que las mujeres hablemos de sexo abiertamente, tanto de lo que nos va estupendamente como de lo que no. Así desterraremos mitos y nos ayudaremos las unas a las otras a ser más felices en este terreno.

Ya sabes, se dice que una mujer «mal follada» (que significa «mal cogida», es decir, una mujer que necesita un poco de alegría en su vida) está siempre de mal humor. Aunque es un estereotipo un poco odioso, el sentirse cómoda y satisfecha a nivel sexual es un excelente antídoto contra el enojo.

LA SENSUALIDAD Y EL EROTISMO

Llevar escotes de vértigo y minifaldas que no dejan nada a la imaginación no es sinónimo de sexi. Depende de quién y cómo lleve este tipo de atuendo puede verse sencillamente vulgar. Y, cuidado, que soy de mente muy abierta, he vivido en países donde la desnudez es normal y nadie se escandaliza de ver en la playa a una mujer sin la parte superior del bikini. Sé que esto no es así en todas partes.

Pero a las que temen no tener el cuerpo o la edad adecuados para resultar seductoras, les digo que la sensualidad y el erotismo no tienen talla ni edad. Ni tampoco radican en una determinada forma de vestir. Se puede resultar igual de erótica vistiendo una camisa de hombre holgada que un vestido ajustado que deja las piernas al descubierto.

La atracción sexual va más allá de lo aparente. Una mirada, un gesto, una palabra… pueden ser el preludio del encuentro sexual más apasionado que jamás hayas vivido. El erotismo lo transciende todo.

Una cualidad bien sensual y erótica es la seguridad en una misma. Revierte los roles y pregúntate si no te atraen más las personas que irradian confianza. Y digo personas, no hombres, porque a estas alturas me parece importante reconocer que te puede atraer alguien de tu mismo sexo y que esto es algo natural. Las mujeres ya lidiamos con suficiente represión por el simple hecho de ser mujeres como para preocuparnos además de que si está o no está bien visto ser homosexual. Es hora de disfrutar de nuestra condición de mujeres heterosexuales, homosexuales, bisexuales, asexuales o de cualquier otra orientación.

Sea cual sea nuestra edad, no debemos permitir que malas experiencias, errores o situaciones desagradables del pasado interfieran con nuestra capacidad de disfrutar del sexo. Esto en ocasiones requerirá acudir a un especialista, ya sea un sexólogo, un psicólogo o un médico de familia.

El caso es reconocer y afrontar cualquier cosa que pueda resultar una traba a la hora de disfrutar de una vida sexual extraordinaria. Merecemos tener eso, y más. Merecemos la plena libertad de opción.

SEXO A PARTIR DE LA MEDIANA EDAD

El sexo a partir de la mediana edad, según dicen las investigaciones científicas al respecto, puede llegar a ser espectacular. La mujer está en su plenitud, de modo que ¡aprovéchalo! A estas alturas, ya deberías saber cuáles son tus zonas erógenas, y qué es lo que tiene que hacer tu amante para satisfacerte. Si no lo sabes, entonces es hora de comprarte un libro sobre las delicias del sexo y ponerlo en práctica. La mejor forma de aprenderlo es mediante la masturbación, dándote placer a ti misma. Que no te dé vergüenza, porque no te ve nadie. Piensa que es una manera de mimarte. Sí, así es. ¡No tienes ni que contárselo a nadie! Yo no tengo reparo en hablar de ello con mis amigas, pero eso no significa que tengas que hacer lo mismo.

Sin embargo, la realidad es que, a pesar de que los sexólogos digan que a la mediana edad podemos tener tres orgasmos seguidos, por lo general vamos con la agenda tan repleta de actividades que lo último que nos apetece es, además de todo, hacer el amor al final de la jornada. Esta pereza no es fruto de la edad, sino del estrés de la vida moderna.

Si tienes que ocuparte del trabajo, de los quehaceres de la casa y de tus hijos (porque, como he dicho antes, no todas las mujeres de una cierta edad tenemos el nido vacío, sino que algunas lo acabamos de formar), a las nueve de la noche lo que quieres es dormir, y cuanto más, mejor.

Como he dicho antes, muchas mujeres tenemos complejos físicos que nos impiden ser espontáneas en la cama. Pechos pequeños y caídos, estrías en la barriga, vaginas estiradas fruto de embarazos o fluctuaciones de peso, son frecuentemente el motivo de que baje nuestra libido a la edad en que debería estar al rojo vivo. Sin embargo, debemos hacer todo lo posible por superar estos complejos y disfrutar de los orgasmos que merecemos sentir.

Tengas o no pareja estable, incorpora la sensualidad a tu vida: viste tu cama con sábanas de satén, duerme sin pijama y con perfume, enciende varillas de incienso de almizcle, recibe un masaje… Procura buscar el tiempo para hacer el amor cuando más descansada estés. Por ejemplo, si tienes hijos pequeños, el sábado por la mañana siéntalos a ver una película en DVD, cierra la puerta de tu dormitorio y date placer tú misma como hemos dicho antes, o haz el amor con tu pareja. Pide a tus mejores amigas que cuiden de tus hijos un fin de semana entero y escápate con tu pareja, aunque sea a un hotel de la misma ciudad, para cambiar de ambiente. A veces basta con estar en un entorno diferente para olvidarse de las preocupaciones y el ajetreo diario, y volver a sentir deseo.

Piensa que, cuando va bien, el sexo no lo es todo en una relación, pero, cuando pasas demasiado tiempo sin hacer el amor, cada vez te da más pereza, y además te sientes desconectada de tu pareja. No esperes que sea él quien te aborde y, si su forma de hacerlo te produce más rechazo que deseo, díselo.

Los hombres no son adivinos (¡vaya noticia!) y necesitan que les digamos cómo, cuándo y dónde queremos las cosas, incluido el sexo. No permitas que el aburrimiento, la pereza, los complejos físicos o la monotonía destruyan tu relación sexual. Repito: no son los años los que matan el deseo, sino el estrés y la rutina.

Cómprate un libro sobre el sexo, que no tiene edad, y busca formas de estimular tu vida sexual. Habla con tus amigas y pregúntales cómo lo hacen ellas. ¡Te sorprenderás de sus respuestas! Busquen soluciones juntas.

También recuerda que el sexo no empieza en la cama, y que a lo largo del día hay muchas maneras de preparar el ambiente para una noche de placer. Aprende a seducir con la mirada, con el gesto y con la voz. Un perfume determinado o ropa interior sexi debajo de tu traje más formal son pequeñas cosas que te harán sentir sensual ya desde por la mañana. Recuerda lo que te decía tu abuela, que siempre hay que ir con ropa interior bonita, «por si acaso».

Las abuelas pensaban en un desgraciado accidente, y que había que ir siempre preparadas para que los médicos de la sala de urgencias nos vieran con ropa interior decente. Nosotras debemos pensar en estar preparadas para poder tener un encuentro sexual en cualquier momento, no porque vaya a pasar, sino por la confianza que da sentirse así. La verdad es que cuando sé que llevo ropa interior bonita, aunque nadie más la vea, yo me siento como una princesa.

TOMAR LAS PRECAUCIONES NECESARIAS

Si tu última relación fue un matrimonio o una convivencia de muchos años, es posible que te sorprenda la realidad de lo que implica el sexo en estos tiempos. Cuando llevas mucho tiempo teniendo sexo con la misma persona, se puede convertir en algo rutinario, y, aunque no sea así, al menos lo sientes como algo seguro y predecible.

En nuestra juventud, la mayor preocupación de nuestros padres era que nos quedáramos embarazadas. Sin embargo, hoy los riesgos que conlleva el sexo sin protección son enfermedades venéreas, VIH, Sida y más cosas. ¿Cómo abordar estos temas con una nueva pareja? Con una mezcla de tacto, discreción y mucho sentido común. Los detalles privados de la vida sexual de cada uno son cosa personal, pero, en el momento en que alguien comparte la cama contigo, tienes todo el derecho de saber lo esencial sobre sus prácticas sexuales, porque concierne a tu salud también. Es aconsejable utilizar preservativos y, cuando se inicia una relación seria con alguien, ir juntos a hacerse las pruebas del Sida y otras enfermedades venéreas. Ya sé, no es algo fácil de abordar. Después de conocer a mi actual esposo a los cuarenta y seis años, una situación que bien pudiera haber resultado desagradable se convirtió en algo que nos unió más. Cuando decidimos que íbamos a probar suerte como pareja, y aunque ambos estábamos convencidos de estar bien de salud, pensamos que lo mejor era hacernos las pruebas del VIH. La hora que pasamos esperando los resultados hablamos de todo tipo de cosas para hacer más grata la espera. Al recibir la feliz noticia de que ambos estábamos sanos, nos sentimos tan felices como si nos hubieran dicho que nos había tocado la lotería. Lo celebramos por todo lo alto.

Aunque existe todo tipo de información sobre las enfermedades venéreas, el porcentaje de adultos que contraen enfermedades, incluyendo el VIH, continúa subiendo, porque hay una tendencia a pensar «eso no me puede ocurrir a mí». Por otra parte, muchas mujeres quizá ven de mal gusto pedir a su pareja que se haga las pruebas pertinentes o que utilice un condón. Por un lado, decimos a nuestros hijos y amigos que se cuiden y, por otro, a menudo nos dejamos llevar en un momento de pasión y ponemos en peligro nuestra salud y a veces nuestra vida.

Por mucho que tu pareja de alcoba te asegure que «está perfectamente», lo prudente es siempre utilizar preservativos y hacerse ambos las pruebas oportunas y compartir los resultados con el otro. Aunque tú estés segura de que no hay riesgo alguno de que tengas VIH o cualquier otra cosa, la realidad es que no sabes si tu ex alguna vez tuvo un desliz y no se puso protección. Hoy en día, cualquier precaución es poca. Sin embargo, conozco muchas adultas inteligentes, incluida yo, que han pasado por alto el preservativo con una nueva pareja. Se piensa: «¿Cómo puede este hombre maravilloso del que estoy enamorada tener una enfermedad grave de transmisión sexual?». Te aseguro que esa posibilidad existe. No dejemos que la pasión nos ciegue.

Aunque no a todo el mundo le resulta fácil hablar de ello, hoy en día es necesario, y has de encontrar la manera de hacerlo que sea cómoda para los dos. En el periodo inicial de la relación, todavía no sabes cuál es la actitud del otro con respecto a la protección durante el sexo. Es quizá más fácil hablar de ello con la cabeza fría y antes de que se presente la primera ocasión en la cama, porque en el calor del momento es más fácil olvidar el sentido común.

TENER SEXO DE NUEVO DESPUÉS DE UNA SEPARACIÓN O DIVORCIO

En la madurez, ya sabemos que nuestro compañero o compañera ha tenido una larga vida de actividad sexual. Siempre es absurdo tener celos del pasado sexual o amoroso de tu pareja, pero más aún cuando lo conoces a partir de los treinta y tantos o más.

Antes de compartir con él o ella todos los detalles de tu vida sexual pasada, piénsalo bien, así como antes de preguntarle los detalles de la suya. En el momento de la conversación te puede parecer interesante, pero esa misma información puede venirte a la cabeza mientras haces el amor.

¿Realmente quieres saber cómo su ex practicaba el sexo oral o si ha participado en una orgía? Cada pareja y cada persona es un mundo y hay quien puede manejar sin problema los detalles sexuales de relaciones pasadas, pero, en la mayoría de los casos, los detalles íntimos es mejor que cada uno se los guarde para sí, porque, si no son relevantes a nivel de salud, solo sirven para crear fantasmas en el dormitorio.

A mí, desde luego, esto me ha ayudado muchísimo en mi matrimonio. No es que guardemos secretos, pero tampoco alardeamos de nuestras conquistas sexuales del pasado. Hazme caso, es lo mejor para tu salud mental y sexual.

Una pregunta que nos hacemos muchas mujeres cuando volvemos al ruedo de la soltería a partir de una cierta edad es si debemos mostrarnos sexualmente agresivas o no. ¿Los hombres prefieren una mujer pasiva e inexperta o una leona que los domina en la cama? Esto depende del hombre, claro.

Mientras que a uno le puede excitar que le susurres tus fantasías al oído, a otro eso mismo le puede bajar la erección en un segundo. Lo mejor es atreverse a preguntar y también explorar juntos, sobre todo para evitar caer en una especie de rutina o roles preconcebidos que luego son difíciles de romper. Si no le preguntas desde el principio cómo le gusta el sexo oral, seguramente te dará vergüenza preguntárselo más adelante. Si inicias la relación siendo abierta con respecto al sexo, esto otorgará una sensación de complicidad que te ayudará a evitar el aburrimiento y la frustración en la cama.

Por ejemplo, Paula (no es su nombre real), una mujer que disfruta del sexo y no teme iniciarlo en lugar de esperar a que su pareja lo haga, me contaba que, cuando empezó a salir con Julio, ella se comportó en su primer encuentro sexual como se hubiera comportado con su ex, que era muy abierto en ese terreno. Fue agresiva y dominante. Descubrió más adelante que Julio (tampoco es su nombre real) se sintió cohibido en esos primeros encuentros. Él no estaba acostumbrado a que fuera la mujer la que dominara en la cama. Poco a poco, ella permitió que fuera él quien diera el primer paso y a su vez él aprendió a disfrutar de una compañera más activa en la cama de lo que acostumbraba. El sexo a esta edad y con una nueva pareja te abre todo un mundo de posibilidades, créeme.

Otro factor determinante en el sexo en la mediana edad es que se trata de un momento biológico en que la mujer está en su cúspide sexual. Quizá la seguridad que nos confiere tener cierta experiencia y un mayor conocimiento de nuestro cuerpo y del cuerpo masculino hace que tengamos más deseo y más facilidad para alcanzar el orgasmo que cuando teníamos veinte años.

Si la nueva pareja es de nuestra misma edad, la situación de él es distinta. El varón, según va cumpliendo años pierde potencia sexual y tiene menos aguante que a los veinte años. Puedes encontrarte con que tu pareja padece alguna forma de disfunción eréctil y que toma o necesita tomar alguna píldora tipo Viagra para contrarrestar esto. Pero también puede resultar que tu manera de abordar su «problemilla» termine con su disfunción eréctil, que a menudo se trata de algo psicológico. Una buena relación sexual se basa en apoyarse el uno al otro.

En el caso de la mujer, es importante que haga sentirse seguro al hombre y que nunca jamás ridiculice su masculinidad. Si no se le levanta y te ríes de él o te enfadas, que no te sorprenda si busca consuelo en otros brazos. El ego del hombre en ese campo es frágil y el mejor regalo que le puedes dar es ayudarle a relajarse y eliminar cualquier sensación de presión que pueda sentir por «tener que mantener una erección».

Enséñale también lo que a ti te gusta; no esperes que lo descubra todo solo o serás una mujer muy infeliz en la cama. Claro que el sexo se trata de que ambos descubran qué es lo que más le gratifica al otro, pero a veces decirlo de antemano ayuda a evitar meses o incluso años de insatisfacción. Además, es posible que ambos descubran juntos cosas que no habían hecho antes con otra persona, y esto se convertirá en su momento especial de exploración. Nada más bonito que redescubrir el sexo con alguien con quien construyes un nuevo futuro.

En la mediana edad, el sexo puede ser más gratificante que nunca, pero para ello tienes que estar dispuesta a dar mucho y también a pedir. El sexo no debería ser, a ninguna edad, una competición a ver quién tiene un orgasmo antes. Se trata de dar y recibir placer y disfrutar juntos de una experiencia que, cuando hay atracción emocional e intelectual además de física, les acercará más el uno al otro.

El cuándo tener sexo la primera vez en una relación lo has de determinar tú. Por lo general es mejor esperar, porque, si el encuentro sexual es satisfactorio, aunque todo lo demás vaya mal, la mujer, sobre todo, segrega oxitocina y endorfinas, que harán que sienta algo parecido al enamoramiento, aun cuando solo se haya acostado para satisfacer una necesidad biológica.

Esto explica por qué las mujeres a menudo nos conformamos con hombres que nos tratan mal o que no están a nuestra altura: porque nos acostamos con ellos demasiado pronto (antes de descubrir cómo son estos hombres en realidad) y, al segregar la dichosa oxitocina, experimentamos una sensación de enganche tal que solo con mirar al varón en cuestión nos sentimos irresistiblemente atraídas.

Dicho esto, es muy posible también que te acuestes con alguien en la primera cita y luego resulte ser el amor de tu vida. Pero, atención, es más habitual que te acuestes con alguien a la primera y ¡luego te arrepientas! Esto es porque, después de compartir tal grado de intimidad física, tú confundes tu reacción biológica con sentimientos amorosos. Saber esto te da poder, así que úsalo bien.

Recuerdo el gran alivio que sentí cuando descubrí que algunas de mis malas elecciones en el terreno masculino no se debieron a tener un cerebro de mosquito, sino a cuestiones químicas sobre las que no tengo control.

SEXO DURANTE EL CLIMATERIO Y LA MENOPAUSIA

Si eres más joven, sáltate este capítulo y léelo más adelante, cuando lo necesites. O bien léelo ahora y compártelo con mujeres mayores que tú. Tú decides. El sexo durante el climaterio y, sobre todo, después de la menopausia tiene la particularidad de que, en esta época, las mujeres pasamos por una gran revolución hormonal, como vimos en otro capítulo. No solo padecemos síntomas desagradables como sofocos, sudores nocturnos y fatiga, sino que también nuestra libido ¡parece que se echó a dormir la siesta!

Si hace unos años estabas en tu apogeo sexual y ahora que entraste en el climaterio o la menopausia te da alergia el sexo, no estás sola. Una vez más, la culpa es de las hormonas. En su libro *Menopause Confidential* (HarperCollins, 2016), la doctora Tara Allmen explica que, cuando bajan nuestros niveles de estrógenos en el climaterio, situación que se acentúa en la menopausia, se nos atrofia la vagina. No tienes que decirme que esto suena desalentador, estoy de acuerdo contigo. La buena noticia es que hay maneras de tratar esto.

Para empezar, veamos qué es lo que está pasando para que de pronto sintamos como si tuviéramos telarañas en la vagina. Resulta que tener niveles más bajos de estrógenos causa que los tejidos vaginales y vulvares pierdan elasticidad y además se resequen. A causa de esto, muchas mujeres padecemos de alguno de estos síntomas después de la menopausia (cuando hemos pasado más de un año sin una menstruación): irritación, sensación de quemazón. Y, debido a la sequedad de la vagina, se produce otro efecto realmente desagradable: dolor durante el coito.

Amiga, te cuento que, si el sexo te produce dolor y no pones remedio, puede peligrar tu relación de pareja. La solución no está en callarte y sufrir, pero tampoco en evitar las relaciones sexuales. He aprendido que, si la parte sexual de la relación va bien, todos contentos, pero, si va mal, cualquier otro problema en la pareja se acentúa.

Entonces ¿qué hacer?

En su libro, la doctora Allmen recomienda lo que hemos comentado anteriormente en este capítulo: ¡masturbarse! Explica que, tengas o no tengas sexo en pareja, la masturbación sirve para mantener en forma los tejidos vaginales. Incluso recomienda hacerlo al menos una vez por semana. Como tengo hijos adolescentes, lo cierto es que me cuesta encontrar el momento para ello, pero, al enterarme de esto, desde luego que voy a ponerme a hacer este ejercicio con mayor regularidad. No quiero tener una vagina seca y triste. ¡Quiero una vagina feliz! Y tú también mereces tenerla.

Ahora bien, esto no es la panacea. Si el problema que tenemos es dolor durante el coito por falta de lubricación, hay que solucionarlo. Allmen recomienda dos cosas. Una es usar geles y cremas hidratantes vaginales con regularidad, para tratar el tema de la sequedad. Pregunta a tu médico o farmacéutico. Yo uso un gel que se inserta en la vagina con un aplicador, como si fuera un tampón. Pero esto no es para cuando vas a tener relaciones sexuales. Este remedio se parece a cuando te aplicas crema en la cara y en el cuerpo, es simplemente para hidratar.

Justo antes de iniciar un encuentro sexual es cuando debes usar un lubricante vaginal. Esto es otro producto diferente, que sirve para evitar el dolor que produce la fricción con el órgano masculino e incluso con los dedos. Puedes usar lubricante vaginal para masturbarte (no, no te sonrojes, esto es algo normal), o para poder disfrutar, como hacías antes, del sexo con tu pareja.

Si además cubres su miembro masculino con el lubricante, le harás disfrutar también a él. De nuevo, pregunta a tu médico o farmacéutico cuál te recomienda.

Si te da vergüenza comprar estos productos, ve con una amiga que tenga el mismo problema y así se apoyan entre ustedes. Si no, siempre lo puedes adquirir por Internet.

Ahora imagínate si tu pareja toma Viagra y tú usas un lubricante… esto puede traducirse en un encuentro sexual memorable, ¡de esos que en las películas se representan con cohetes artificiales!

Créeme, no eres la primera ni serás la última en necesitar hidratación y lubricación vaginal. Conviértelo en un hábito y, si has padecido dolor durante el coito, te garantizo que desaparecerá.

Quizá el sexo después de la menopausia no sea igual que cuando teníamos veinte o treinta años, pero tampoco tiene por qué ser una experiencia terrible. Y, por supuesto, no tiene por qué desaparecer de nuestras vidas. Pero recuerda que, a cualquier edad, es más importante la calidad que la cantidad del sexo. Quizá tengas menor número de encuentros sexuales que antes, pero, con tal de que sean gratificantes, lo demás no importa.

SUGERENCIAS PARA DISFRUTAR DEL SEXO A CUALQUIER EDAD

1. Si tienes algún trauma o tema sin resolver con respecto al sexo, lleva un diario de tus sentimientos. Plantéate consultar con un psicólogo o especialista en sexo.

2. Habla con tus hijas del sexo en cuanto tengan edad de comprender. Adviérteles de los riesgos, pero también háblales de los placeres. Explícales también cómo evitar el abuso sexual y qué hacer si sucede.

3. Lee sobre la masturbación y practícala. Te ayudará a conocer mejor tu cuerpo y así disfrutar completamente de tu sexualidad.

4. Proponle a tu pareja, si la tienes, hacer el amor en otro lugar de la casa, o probando nuevas posiciones o en un horario distinto del habitual. Pequeños cambios en este terreno pueden ser muy eróticos.

5. Aprende a seducir sin decir una sola palabra. Recuerda que se puede ser sexi sin tener que recurrir a la vulgaridad. Aunque en la cama vale todo aquello que a ti te guste y te dé placer.

6. Prueba a usar juguetes sexuales y lubricantes vaginales. Los puedes adquirir con discreción en tiendas *online*.

7. Procura esperar cuando se trate de tu primer encuentro sexual con un posible pretendiente. Si no se conocen bien de antemano, podría desembocar en una relación que realmente no deseabas tener.

8. Recuerda que el sexo en una pareja es cosa de dos. Tu compañero o compañera también tiene sus necesidades, frustraciones y temores.

CAPÍTULO 10

Cómo ENSEÑAR a las más JÓVENES a prepararse para el FUTURO

*La juventud es feliz porque tiene la capacidad
de ver la belleza [...]. Cualquiera que conserve
la capacidad de ver la belleza jamás envejece.*

—FRANZ KAFKA

E s una lástima que no nos enseñen a lidiar con el paso del tiempo desde muy jóvenes. Adoro a mi familia, pero crecí viendo a mi padre quejarse de su edad desde sus veintinueve años. Nunca olvidaré el día que le pregunté a mi abuela: «¿Papá cumple cuarenta años?», porque estaba deprimido por su 30 cumpleaños.

Mi abuela me respondió: «Como te oiga tu padre, ¡te mata!».

Aquel otro comentario de mi abuelo, que a los noventa me decía que ojalá se hubiera dado cuenta de que a los cincuenta era un hombre joven, tampoco se me olvidó nunca.

El resultado fue que, en algún momento de mi vida, decidí que jamás permitiría que cumplir una década en particular fuera motivo de tristeza o depresión. Al igual que decidí, habiendo crecido entre personas que nunca estaban satisfechas con su físico, que haría todo lo posible por superar el trastorno alimentario que casi terminó conmigo en mi juventud.

También tuve la suerte de tener a mi alrededor el ejemplo de mujeres que me explicaban la importancia de cuidarse física, mental y espiritualmente. A ellas les debo el sentirme en muy buenas condiciones en mi década de los cincuenta.

Pero nada me haría más feliz que mi actitud no fuera un caso aislado. Por ello, desde que tuve hijas me propuse dos cosas: una, que nunca me verían ni escucharían quejarme de mi aspecto; y dos, que les transmitiría alegría de vivir y orgullo y celebración al cumplir años. Por supuesto, comprendo que, siendo adolescentes, están aún en esa época en la que no pueden esperar a ser mayores. Es natural. Pero cuando mi hija pequeña me agarra del pellejo de la barriga y me pregunta por qué no tengo la piel tan firme como ella, le digo: «Pues porque tu hermana y tú estuvisteis en mi barriga y se me estiró *asiiiiiií* de grande. Y, ¿sabes?, no lo cambiaría por nada».

Lo mismo ocurre con las arrugas de la piel, alrededor de los ojos, las canas…

Mi hija mayor, de dieciséis años, me dijo hace poco que me veo más joven con el pelo suelto. «Pues vete acostumbrando a que me veas más mayor —le contesté—. Es ley de vida. Pero no es algo malo».

Siempre he celebrado y seguiré celebrando mi cumpleaños con alegría. Les digo a mis hijas: «Incluso cuando cumpla noventa años y esté toda arrugada, no seré vieja». Realmente pienso que la vejez es una actitud. Si no has leído *Los placeres de la edad*, de Carmen Alborch, te lo recomiendo. Es una de las visiones más positivas que he leído sobre la llamada «tercera edad», escrita por una mujer.

No podemos negar que los publicistas, las revistas y la sociedad en general todavía equiparan ser bella con ser joven y delgada. En realidad, esto no es así. Al igual que cambian las modas, van cambiando los cánones de belleza. No me canso de repetir, incluso a mí misma, que la sociedad la formamos todos. La sociedad soy yo, eres tú, son mis hijas, y, si queremos que cambie la actitud hacia lo que significa la belleza e incluso la edad, debemos empezar por cambiar nosotras.

Cada edad, no importa la década en que estés, es tu mejor edad, desde la niñez hasta la vejez, pasando por la adolescencia. Pero esto no es lo que nos enseñan. Sin embargo, nosotras sí podemos enseñar esto a nuestras hijas, sobrinas, nietas, alumnas…

Cualquier cambio comienza con una misma. Creo que envejecer, al igual que la autoestima, deberían ser asignaturas que se estudien en la secundaria o en la universidad. Pero, como por ahora no es así, asumamos la labor de enseñar esta asignatura en casa.

Nunca es demasiado temprano ni demasiado tarde para hacerlo.

CÓMO ENSEÑAR A NUESTRAS HIJAS A CUIDARSE POR DENTRO Y POR FUERA

Publiqué en Internet un artículo en inglés explicando cómo enseño a mis hijas a cuidar de su piel —y de su salud— desde niñas. Alguien comentó que vaya frivolidad, que mejor me dedicara a educarlas en temas más importantes. Lo que esa persona quizá no sepa es que cuidarse por fuera puede ser un acto de amor hacia una misma, y que, cuando una madre y una hija pasan tiempo juntas haciéndose la manicura, dándose masajes en los pies o poniéndose una mascarilla facial, es una gran oportunidad para crear un fuerte vínculo entre ambas.

Cuando estos cuidados se dispensan no solo para verse más bella, sino también para sentirse cuidada y valorada, sirven para subir la autoestima.

Desde muy niñas, les digo a mis hijas que es importante siempre sacar el tiempo para tomar un largo baño, ponerse crema después de la ducha, beber agua, comer bien y dormir lo suficiente.

A las mujeres históricamente nos han criado para servir a los demás: a los hijos, al esposo, a los padres… pues ya es hora de que nos cuidemos nosotras. No hace falta que vayamos por la vida como mártires. No hemos de sentirnos culpables por emplear tiempo y energía cuidando nuestro aspecto. Ya sé, por experiencia, que la obsesión con el físico no es buena, incluso puede ser una enfermedad. Pero, si todas nos tratáramos como princesas, o diosas, desde muy jóvenes, tendríamos una relación más saludable con nuestro cuerpo y desarrollaríamos una actitud más positiva hacia el paso del tiempo.

Desde los diez años, mis hijas saben de primera mano cómo se siente una cuando te hacen la pedicura o te dan un masaje. Comprenden la diferencia entre que yo les corte el pelo o hacerlo en la peluquería. Saben que mis siestas son sagradas y espero que cuando sean más mayores recuerden cómo les dije y les repetí que dormir lo suficiente es el mejor secreto de belleza.

Para criar hijas, sobrinas, nietas con la estima alta y con alegría de vivir, sin miedo a envejecer, te recomiendo lo siguiente:

- Modela el comportamiento y la actitud que desearías que ellas tuvieran hacia sí mismas y hacia la edad. Nunca es demasiado temprano para enseñarlo y
nunca es demasiado tarde para que tú cambies tu actitud.

- Comparte cuidados de belleza con mujeres más jóvenes —hijas, sobrinas, nietas—, desde hacerse juntas las uñas a ir a la peluquería o lavarse la cara juntas en la noche.
- Evita criticarte delante de ellas. Mejor aún, evita criticarte en general. Las niñas y adolescentes están bien pendientes de lo que haces y dices. Yo misma aprendí a amarme, defectos incluidos, cuando tuve hijas. Al tratarme con más cariño, superé las inseguridades que marcaron mi juventud.
- Celebra tus cumpleaños con alegría. Si tus hijas ven que te quitas años, que no celebras tu día, pensarán que cumplir años es malo. Aunque no te apetezca celebrarlo por ti, hazlo por ellas. Con el tiempo, igual hasta te sorprendes a ti misma y descubres que la alegría ¡es genuina!
- Evita criticar el aspecto de tus hijas, sobrinas, nietas… Muérdete la lengua si en algún momento se te ocurre decir algo sobre su cabello, su piel, su talla. ¿Cómo van a estar a gusto consigo mismas si la persona a la que tienen de ejemplo las critica?
- Céntrate en cuidarte para sentirte bien. Si tu meta (y la meta de las más jóvenes) es sentirte bien y no solo verte mejor, esto cambia el motivo por el cual cuidarte y, una vez más, mejora la autoestima.
- No descartes hacer terapia si la necesitas. Para poder enseñar a tus hijas, sobrinas o nietas a quererse desde muy jovencitas, has de quererte tú. Si necesitas terapia para descubrir qué es lo que te impide aceptarte como eres, adelante, es una buena inversión.
- Practica deporte con ellas. Yo crecí sin mi mamá, pero comencé a practicar deporte con mi padre, a mis doce años. A lo largo del tiempo, mi papá y yo hemos compartido largas carreras, caminatas e incluso paseos en bicicleta.

Es una manera estupenda de pasar buenos ratos en familia y además cuidar la salud.

- Realiza una práctica espiritual. Ya sea mediante la religión, la meditación, o lo que tú prefieras, encontrar paz interior debería ser una prioridad desde muy jóvenes. Si se pasara más tiempo mirando hacia dentro en vez de estar pendientes de lo que pasa fuera, la juventud —y, bueno, todo el mundo— sería más feliz.

AYÚDALA A ENCONTRAR SU PROPÓSITO EN LA VIDA

Recuerdo cuando de niña mi padre quería que yo estudiara Biología Marina. Aunque disfrutaba en la clase de Biología, en realidad sabía que ese no era mi llamado. Tanto mi padre como mi abuelo son escritores (mi abuelo murió, pero su obra perdura). El motivo por el que mi padre quería que yo estudiara Biología Marina era porque una carrera de letras, que era lo que él había estudiado, «no daba dinero».

Pues ocurrió que al haber crecido viendo a mis mayores escribir en cualquier sitio, y disfrutando al leer lo que escribían, yo también me hice escritora. De hecho, a los diez años o antes escribí unos cuentos y artículos, mi hermana los ilustró y mi padre nos ayudó a imprimirlos. Me encantó repartirlos a la salida de la escuela.

Yo quería estudiar Literatura, pero el trastorno alimentario me robó energía, capacidad de concentración y ganas de vivir. A los veintitantos años intenté volver a la universidad para estudiar Psicología. Supongo que en realidad era porque quería comprender mejor mi depresión, ansiedad, anorexia y bulimia. Pero Psicología incluía parte de matemáticas, y eso se me daba fatal (¡todavía cuento con los dedos de las manos a día de hoy!). Así que eso también quedó en el olvido.

A los veintinueve, tras años de intentar escribir ficción —yo pensaba que una escritora de verdad solo escribía cuentos o novelas—, me di cuenta de que había otro libro que pedía salir. Había escrito diarios y notas para mi libro durante años, así que un día me senté a leerlos y empecé a escribir sin parar durante días y días. Al cabo de un mes de escribir día y noche, terminé mi primer libro.

En cuanto se publicó me di cuenta de que esa era mi vocación: escribir acerca de los retos que yo misma había superado, para dar esperanza a otras personas. Seguí haciéndolo hasta hoy, y espero continuar hasta el día que muera.

También he escrito cuentos y novelas, blogs y artículos. Pero nada me satisface más que saber que mi experiencia le sirvió de inspiración a otra persona. Gracias a mis libros he conocido a personas maravillosas de diferentes partes del mundo. Eso, para mí, no tiene precio.

Por ello, a mis hijas y a mi hijastro les digo que deben seguir su llamado, encontrar su propósito en la vida. Claro que yo procuro y procuraré guiarles, pero en realidad solo ellos pueden encontrar aquello que les hace felices. Yo nunca quise tener un empleo «normal», de esos que te llevan a una oficina durante ocho horas o más al día, pero esto no significa que otra persona no encuentre una fuente de satisfacción en un trabajo de oficina para una compañía.

Me gustaría que mis hijos fueran a la universidad, pero, si no lo hacen, tampoco pasa nada. Una carrera universitaria es estupenda, pero no es garantía ni de grandes ingresos ni de alcanzar la felicidad. Prefiero que se centren en conseguir una buena educación —la que sea mejor para ellos, vocacional, autodidacta— y en ser personas nobles y satisfechas.

Desde muy chiquita, mi hija mayor siempre se entusiasmaba con su pelota de baloncesto y ahora juega a nivel competitivo en la escuela. No sé qué hará cuando crezca, pero ahora es lo que le gusta.

La pequeña siempre tuvo inclinaciones artísticas, así que siempre que puedo la apunto a una clase de dibujo o de cerámica.

Al niño parece que le gustan los temas audiovisuales. Por tanto, estamos intentando darle la oportunidad de desarrollarse en ese campo.

Ya sabemos que sus intereses y aficiones pueden ir cambiando según vayan cumpliendo años. Pero, si les damos el mensaje de que es más importante hacer algo que te guste que estudiar una profesión que detestas solo para ganar dinero, tendrán más posibilidades de vivir una vida extraordinaria.

Desarrollarte a nivel profesional en algo que te apasiona es importantísimo a la hora de alcanzar un buen grado de satisfacción en la vida, claro que sí, pero para comprender esto hay que vivirlo en carne propia. Yo tuve la suerte de ser lo suficientemente terca como para evitar hacer cosas que odiaba, y como para terminar ganándome la vida dedicándome a lo que más me gusta, aquello para lo que siento que nací: escribir, comunicar, inspirar.

Pero conozco personas de mi edad y también más jóvenes que todavía no han descubierto su propósito en la vida, su llamado, aquello que harían gratis día y noche y que les llena de satisfacción.

Quizá tú misma estés en esa situación.

No pasa nada, la vida es una constante evolución, y todavía estás a tiempo de encontrar —e incluso de vivir de— tu pasión. Tu edad no importa, en absoluto. Tu mejor edad para descubrir qué es lo que te quita el sueño, a qué te gustaría dedicarte realmente, es la que tienes ahora. El tiempo seguirá pasando, lo descubras o no lo descubras. Tu mejor opción es hacer todo lo posible por descubrirlo. Haz lo que te entusiasma, y hazlo bien, que el dinero ya vendrá.

¿Imaginas en qué medida servirás de inspiración a mujeres más jóvenes que tú? Sobre todo, a tus hijas, sobrinas, ahijadas o nietas. Conozco madres e hijas que han ido juntas a la universidad. Hijas que, inspiradas por los logros de sus madres a una edad más avanzada de lo habitual, se armaron de valor para perseguir sus propios sueños.

Lo mejor para descubrir qué es lo que tus hijas, o tú misma, están destinadas a hacer, es darse la oportunidad de probar cosas diferentes hasta que den con la adecuada.

Tengo una amiga que durante años trabajó en la banca. A los treinta y pocos, durante la gran recesión en Estados Unidos, se dio cuenta de que ganaba buen dinero, pero no se sentía satisfecha. Volvió a estudiar mientras buscaba otro trabajo. Siempre supo que quería ayudar a los demás y en la banca sentía que hacía lo contrario.

En los últimos siete seis años ha estado trabajando en una organización sin fines de lucro ayudando a mujeres de pocos recursos a encontrar ayuda legal. Gana casi la mitad de su sueldo anterior, pero es doblemente feliz.

Lo dicho: el dinero no siempre da la felicidad. Pero saber cuál es tu propósito en la vida y llevarlo a cabo, sí. Al menos te permite vivir una vida plena, la que tú quieres vivir.

APRENDER A QUERERSE SIN IMPORTAR EL ASPECTO O LA EDAD

Algo que me ha enseñado el paso de los años es que malgastar tiempo y energía estando a disgusto con una misma es un gran desperdicio. Pasé mi adolescencia y primera juventud odiándome por dentro y por fuera: yo era mi peor enemiga. Hoy día veo con tanta claridad que, como decía Saint-Exupéry en *El principito*, «lo esencial es invisible a los ojos» me esmero a diario en vivir de acuerdo a este principio.

Ojalá hubiera tenido yo una mínima parte de la autoestima que tienen mis hijas adolescente. Pero, por otro lado, quizá he logrado que ellas se amen precisamente por eso. Espero que esto sea una constante en sus vidas.

El remedio contra la falta de amor, respeto y compasión hacia una misma, con su celulitis, sus arruguitas, su pelo largo o corto, la piel clara o más oscura, su cuerpo delgado o grueso… es esforzarnos cada día en comprender que somos más que nuestro aspecto físico. Somos más que nuestra edad cronológica. Somos más que lo que los demás piensan que somos. Bueno, incluso a menudo somos más que lo que nosotras creemos que somos.

Para ayudarte a sentirte cómoda con tu aspecto y tu edad, no importa en qué década estés, nada mejor que llevar un diario de logros. Sí, porque, como las mujeres tendemos a fijarnos en lo negativo, es aconsejable realizar cosas a diario que nos ayuden a ver el lado positivo de las cosas, incluidas nosotras mismas. Te recomiendo que lo hagas tú y también que animes a tus amigas más jóvenes o a tus hijas a que lo lleven a cabo contigo. Así contribuyes a dejar el legado de una generación más autosuficiente a tus espaldas.

Esto puedes practicarlo a diario, cada semana, cada mes o cada año. Lo importante es que lo hagas con regularidad. A saber: elabora una lista de tus logros en esta década (o en el pasado año, el pasado mes, o simplemente hoy mismo). No tienen que ser logros de los que hacen historia: pueden ser cosas como leer un libro, tejer una bufanda, ir a clase de yoga, comer más saludable…

Luego haz una lista de piropos o halagos que hayas recibido. Desde las palabras amables de la cajera del supermercado a las expresiones de amor de tu hija. ¡No vale apuntar críticas!

Mira fotos de hace una década (por ejemplo) y piensa qué te gusta de esa foto. Intenta recordar qué complejos tenías entonces, qué cosas no te gustaban de ti misma, qué retos atravesabas, cómo te sentías acerca de tu edad. Entonces piensa en el futuro. Mírate al espejo o mira una foto actual. Intenta imaginarte a ti misma dentro de diez o más años mirando la foto de hoy. ¿Qué pensará tu futuro yo de esta foto? ¿Qué sentirá acerca de tu edad hoy? Pues bien, no esperes a que pasen veinte años para quererte como eres ahora, con la edad que tienes, que es, al fin y al cabo, ¡tu mejor edad!

SUGERENCIAS PARA PERDER EL MIEDO A ENVEJECER

Si a pesar de todo, tengas la edad que tengas, temes envejecer, piensa lo siguiente: es un privilegio que no todo el mundo tiene. Muchas personas mueren demasiado jóvenes, de accidentes o enfermedades. En principio es preferible seguir cumpliendo años, ¿verdad?

Fíjate en mujeres mayores que tú, que admires; pueden ser mujeres famosas o mujeres de tu entorno. Déjate contagiar por su actitud ante el momento que viven. ¿Qué admiras de ellas? Dejemos de lado el aspecto físico y fijémonos en su alegría de vivir, en su creatividad, en su pasión por su trabajo, el amor a la familia, la dedicación a una causa.

Ten siempre presente que lo que hagas hoy a los quince, veinte, treinta y más años, es la base sobre la que construyes tu «yo» futuro.

Seguir cumpliendo años no es algo que uno «haga», eso pasa solo. El reloj sigue marcando las horas, inexorable. Pero el *cómo* sigas cumpliendo años sí está en tu mano controlarlo. Puedes hacer tantas y tantas cosas con tu tiempo en este mundo... Vivir debe ser una aventura, tu propia aventura.

Además, resulta que, cuando cumplas la edad que tanto temes ahora, verás que no es para tanto. De niña, yo lloraba al pensar que en el año 2000 tendría treinta y siete años. Luego me ponía a pensar en la edad que tendrían mi padre y mi abuela y me angustiaba muchísimo. A los siete años pensaba que a los treinta y siete... pues tendría un pie en la tumba. Luego resultó que a los treinta y siete fui mamá por primera vez. Mira qué vueltas da la vida.

Y, claro, a los cincuenta y tantos no solo no me siento mayor, sino que, al contrario, estoy más positiva y llena de ilusiones de lo que estuve jamás.

Aspiro a seguir cumpliendo nuevas décadas en la mejor forma física, mental y emocional, claro. No puedo evitar ni ralentizar el paso del tiempo, así que me propongo disfrutarlo y sacarle todo el jugo que pueda. ¡Espero haberte animado a hacer lo mismo!

SUGERENCIAS PARA AYUDAR A LAS MÁS JÓVENES A ACEPTAR EL PASO DEL TIEMPO

1. Evita quejarte de tu edad, de tus arrugas y del paso del tiempo delante de tus hijas y de personas más jóvenes.
2. Sirve de modelo a las más jóvenes. Cuídate por dentro y por fuera y anima a tus hijas o sobrinas a que hagan lo mismo.
3. Celebra tu cumpleaños con la misma ilusión que cuando eras más joven. Así ellas, cuando sean más mayores, harán lo mismo.
4. Haz lo posible por aumentar tu autoestima. Practica deporte, cuida de tu salud, y márcate objetivos y cúmplelos.
5. Fíjate más en los logros de las jóvenes que en su aspecto. Esto hará que se sientan orgullosas de sí mismas por motivos que no tienen que ver con la belleza externa.
6. Ayuda a tus hijas a encontrar su propósito de vida. Propicia las aficiones, y dales el espacio y el tiempo para desarrollarlas.
7. Sé ese ejemplo de mujer que las más jóvenes necesitan como referente.
8. Evita vivir pendiente del calendario. Tu edad cronológica no debe impedir que tengas sueños e ilusiones.

CAPÍTULO 11

Aprender a UTILIZAR las REDES SOCIALES para alcanzar el ÉXITO

El verdadero progreso consiste en renovarse.

—ALEXANDRE VINET

S i yo pude reinventarme gracias a la tecnología y lanzar mi propia empresa digital a los cincuenta años, cualquiera puede. Esto no significa que tengas que seguir mis pasos, claro. Quizá tu profesión o tus habilidades sean diferentes. Pero, te dediques a lo que te dediques y tengas la edad que tengas, puedes utilizar la tecnología y las redes sociales para tener una vida extraordinaria.

Desde luego, la definición de lo que es una vida extraordinaria la tienes que marcar tú. A la velocidad que cambia y evoluciona la tecnología, para cuando este libro esté publicado seguramente habrá cambiado mucho el panorama digital. Por ello, no compartiré instrucciones detalladas para utilizar cada tecnología y cada plataforma social. Lo que haré es explicarte a grandes rasgos cómo y por qué a mí me ayudaron y lo que puedes obtener tú de ellas.

La sociedad ya no es lo que era hace veinte años por culpa de o gracias a Internet. Todos lo sabemos, pero aún queda gente que desdeña esta invención y no la emplea para avanzar y evolucionar. Internet ha venido para quedarse y para revolucionar nuestras vidas de formas insospechadas.

Sé que en cada país es diferente el uso de las redes sociales, pero hay algo que es indiscutible: Internet y las redes sociales te abren puertas imposibles de franquear de otra manera. Cuando hablo en conferencias y comparto que no tengo clientes y posiblemente ni tan siquiera lectores en mi propia ciudad, el público se sorprende. Es más, como me he mudado tantas veces y trabajo en Internet, amigos y colegas también están fuera de mi zona geográfica.

Aunque siempre hayas vivido en el mismo lugar, la mayor ventaja de Internet y de las redes sociales es que te permiten comunicarte con personas y entidades lejanas.

No pienses que es imposible, que no se aplica a tu caso, o que la tecnología no es tan avanzada donde vives. No cometas el error de desdeñar lo que ya es palpable y muy real. Para ilustrarlo te contaré una historia.

CÓMO CONSEGUÍ TRABAJAR A DISTANCIA CUANDO INTERNET NO EXISTÍA

A finales de los años ochenta, a mis veinticinco años, no existía Internet para el público en general. Tampoco teníamos teléfonos celulares. Algunas oficinas tenían fax, pero yo no comprendía bien en qué consistía eso.

En aquel entonces, hace casi treinta años, yo colaboraba con una empresa de producción de video y sonido. Me dedicaba a adaptar guiones de series televisvas y películas del inglés al español. Lo hacía desde casa.

Solía caminar media hora hasta el estudio, donde me entregaban guiones en papel y también los videos en Beta o VHS. En mi casa, miraba los videos y luego mecanografiaba la adaptación al español en una máquina de escribir manual. Poco después pude comprarme una máquina eléctrica. Pero, si me equivocaba, eran los tiempos en que debía usar corrector líquido y volver a teclear sobre la misma línea.

Después de terminar el guion, metía los papeles y la cinta de video en un sobre y los llevaba en persona al estudio de sonido. Al presentar mi factura, me daban un cheque en mano. Si había más guiones, me los entregaban y repetíamos el proceso.

En un momento dado, decidí mudarme a otra ciudad en el sur de España.

Cuando se lo comuniqué al estudio de sonido me dijeron que sería imposible seguir colaborando conmigo. No comprendí por qué. Mi mentalidad siempre ha sido la de encontrar soluciones donde los demás ven barreras.

«Es que estarás muy lejos —me dijeron—. ¿Cómo vamos a enviarte el trabajo?».

Pues no había Internet, pero sí había servicios de mensajería y el correo postal.

Les expliqué que yo pagaría los gastos de envío de los guiones y de las cintas de video. Se me ocurrió que sería más eficaz si me enviaban varios guiones y cintas, y que yo se los enviara de vuelta después de haber adaptado todos.

Para demostrar que esto era posible, les pedí que probáramos una vez. Si no les parecía bien el resultado, interrumpiríamos la relación de trabajo. Me dieron la oportunidad.

Cuando me llegó la primera caja llena de guiones, me esforcé en trabajar con más diligencia de la habitual. A los pocos días envié por servicio de mensajería urgente dos o tres guiones ya adaptados. Así continué hasta haber terminado todo el trabajo que me enviaron.

Al poco tiempo recibí mi primer cheque por correo, y las gracias por haber encontrado una solución para poder seguir colaborando con ellos. No solo continué trabajando a distancia con ellos, sino que, a medida que avanzaba la tecnología, conseguí aún más clientes.

En cuanto pude, me compré un fax, que mejoró aún más mis perspectivas de trabajo como escritora y traductora. Tuve mi primera computadora, un PC lento y con poca memoria, a los veintiocho años. En ella escribí mi primer libro.

A los treinta y uno contraté mi primer acceso a Internet, mi dirección de correo electrónico y mi página web. Ya te he contado lo que conseguí mucho más adelante, cuando ya no encontraba trabajo en publicaciones tradicionales.

El caso no es convencerte de que tienes que trabajar a distancia ni de que uses exclusivamente la tecnología. Pero sí compartir contigo que, si así lo deseas, hay muchísimas herramientas a tu alcance hoy día para ayudarte a tener una vida mejor y hasta extraordinaria. Si piensas que la tecnología no es lo tuyo o que eres demasiado mayor, te cuento que mi padre, que también es escritor, a sus setenta y tantos años está bien activo en las redes sociales. Tiene una cuenta de Twitter, y un blog que actualiza varias veces a la semana. Mi abuela, que acaba de cumplir cien años, se comunica con sus nietas y biznietas usando un *smartphone*. Si ella, que nació a principios del siglo pasado, saca partido a la tecnología, tú también puedes.

Nos quejamos de que existe la discriminación por la edad, decimos que hay menos oportunidades de empleo para mujeres de una cierta edad. Posiblemente sea así. Por ello, nada mejor que crear nuestras propias oportunidades. Ya sea que quieras trabajar para una compañía o bien lanzar tu propia empresa, la tecnología siempre está de tu lado. Puedes usarla para comunicarte con familia y amigos, para encontrar el amor y para abrirte puertas en el terreno profesional.

Te animo a que te atrevas a aprender a usar Internet y las redes sociales. Ya no pongas más excusas. Si aprovechas las oportunidades que te brindan las redes, puedes llegar más lejos de lo que jamás hayas imaginado.

Deja de quejarte de que las redes están acabando con las relaciones personales. Eso es tomar la actitud del vaso medio vacío. Procura mirar las nuevas tecnologías desde otro punto de vista. Son una herramienta que cualquiera puede usar. Te pueden ayudar a avanzar y mejorar en tu trabajo actual o incluso a emprender una nueva carrera. Hasta pueden facilitarte la comunicación con tus hijos. Mi adolescente pone más atención a lo que digo en las redes que en persona. La cuestión está en saber aprovecharlo.

Una vez consideres la tecnología y las redes como vía para alcanzar tus metas, verás que todo empieza a encajar de otra manera. Si estás lista para este desafío, te contaré cómo aprovechar estas plataformas al máximo para conseguir lo que te propongas.

Con Internet puedes:

- Hallar respuestas a tus preguntas. Puedes verificar fechas, noticias, lugares... porque actúa como una enciclopedia gigantesca.
- Verificar datos cuando no estés segura.
- Consultar diccionarios en lengua española o inglesa o bilingües.
- Cartearte con amigos, familiares, empresas... con rapidez y facilidad.
- Leer libros y ver películas de todo tipo.
- En fin, globalizarte completamente.

LAS REDES SOCIALES TIENDEN PUENTES Y ABREN PUERTAS

Las redes sociales no son buenas ni malas en sí mismas. Mal utilizadas, son una pérdida de tiempo y en casos extremos pueden incluso provocar adicción. Pero, si las empleas de manera inteligente, son una valiosa herramienta para conectar con personas afines. Incluso pueden abrirte puertas profesionales y ayudarte a encontrar de nuevo el amor.

Yo me gano la vida en Internet y a través de las redes sociales.

No todo el mundo entiende cómo esto es posible. Te lo contaré. Pongamos que tienes un cierto número de seguidores en determinadas plataformas sociales, como Twitter, Facebook o Instagram. Además, tienes conversaciones con tus seguidores. Comentan y opinan cuando compartes una fotografía, publicas un *post* o envías un tuit.

Marcas conocidas y otras no tan conocidas te pagarían por compartir información sobre su producto con tus seguidores. Si además tienes un blog, o un canal de YouTube, también te pagarían por escribir o hablar sobre su marca. No pienses que esto es solo para jovencitas quinceañeras. Hay muchos *influencers* (personas con influencia en las redes sociales) que tienen una cierta edad. Treinta, cuarenta y cincuenta años, o más. Mírame a mí, que tengo una revista digital para mujeres maduras y he conseguido que sea rentable.

Ganarse la vida a tiempo completo como bloguera no es fácil, claro, pero tampoco es imposible. Si es algo que te apetece probar, piensa en un tema que te apasione, y empieza un blog en wordpress.com. No temas hacerlo mal. La única manera de hacer algo realmente mal es no haciéndolo. Tampoco pienses que a nadie le importa lo que escribas o compartas. En las redes sociales hay mucha gente, sobre todo mujeres, buscando información y también queriendo contactar con otras personas que pasan por situaciones parecidas. Pero, claro, tienes que comunicar sobre temas que te apasionen y que sepas y domines: punto de cruz, plantas, cocina, viajes, niños…

Recuerdo un video breve que hice para YouTube, en el que compartí que había descubierto que era normal marearse en la menopausia… pues resulta que es uno de los videos más vistos, porque hay otras mujeres que se preguntan esto mismo: «¿Es normal tener mareos en la menopausia?».

Con que tu mensaje alcance a una sola persona, habrá merecido el tiempo y esfuerzo que dedicaste a escribir una anécdota en tu blog.

Pero ¿y si no quieres ser bloguera o *influencer*? ¿Para qué sirven las redes sociales en ese caso? Pues para muchísimas cosas que explicaré plataforma por plataforma.

No es una lista exhaustiva, y además es un campo que cambia con tanta rapidez que pronto cualquier explicación detallada dejará de estar vigente.

¿QUÉ REDES SOCIALES SON LAS MEJORES?

Ten en cuenta que están en constante evolución, así que tendrás que ir adaptándote cada vez que hagan una nueva versión. Pero esto es bueno para mantener la mente ágil. Los tiempos cuando lo que aprendíamos en la escuela o universidad servía para el resto de nuestras vidas han desaparecido. En todas puedes mantener tu perfil abierto o cerrado a personas que no conoces. Yo tengo todos mis perfiles abiertos al público porque, como comunicadora, lo que quiero es precisamente que mis lectoras me encuentren en Internet.

Facebook. Esta es quizá la red social más conocida. Muchas personas la usan para estar en contacto con familia y amigos, para compartir fotos de los hijos y nietos y para saber qué hacen sus familiares y conocidos. Otras, como yo, también tienen páginas oficiales de Facebook para poder conectar con los clientes y el público. Puedes pagar para poner avisos y llegar a personas que normalmente no sabrían de tu negocio. Si aún no estás en Facebook, te recomiendo que te apuntes hoy mismo y abras una cuenta.

Un perfil personal tiene la ventaja de que puedes invitar a personas a conectar contigo. En la página oficial abierta, solo puedes invitar a personas que ya tienes como amigas en tu perfil personal. También puedes pagar por promocionar la página, pero no todos cuentan con ese presupuesto. Si prefieres que no todo el mundo pueda ver lo que escribes o compartes en tu página personal, puedes agrupar a tus amistades en diferentes categorías, como «amigos», «trabajo», «familia». Así, cuando compartes algo, puedes decidir quién quieres que lo vea. También puedes elegir «público» si compartes algo que quieres que pueda ver cualquiera. Antiguamente, la gente pagaba en el periódico local por poner un reclamo que anunciaba la boda de una hija. Ahora puedes anunciar el enlace a los cuatro vientos, con fotos y todo, y gratis.

Otra ventaja es que puedes compartir imágenes en tiempo real con tus seguidores. Por ejemplo, en la página de Facebook de Viva Fifty, a veces me conecto con las lectoras en vivo. Esto me brinda la oportunidad de poder responder a sus preguntas o comentarios, en directo. Después puedes archivar el video en la página, para que los demás puedan verlo más tarde si se perdieron la retransmisión.

Gracias a Facebook, muchas lectoras han conocido mi publicación VivaFifty.com y mi blog personal LorraineCLadish.com. Y quizá estás leyendo este libro gracias a que lo descubriste en Facebook. Por eso estoy tan agradecida a esta red social. Si aún no conoces nuestro grupo cerrado en Facebook *Tu mejor edad*, inspirado en los temas de este libro, te animo a que te integres. Conocerás muchas mujeres que compartimos tus mismas inquietudes.

Instagram. Además de poder compartir y admirar fotografías bonitas, puedes usarlo para conectar con personas con intereses afines. Por ejemplo, si practicas yoga y buscas perfiles o fotos que usen el hashtag #yoga, encontrarás lo que buscas. Para encontrar personas de una cierta edad usa #over30 #over40 #over50. En Instagram he conocido a muchísimas mujeres de mediana edad que buscan inspirarse unas a otras. Es muy agradable poder tener conversaciones virtuales sobre temas que nos conciernen a todas, con mujeres que no hubiera conocido de no ser por las redes sociales. En Instagram, al igual que en el resto de redes, no hay barreras geográficas. Ahí tengo amistades en muchísimas partes del mundo, mujeres que hablan inglés o español, y a veces algún otro idioma. Instagram, como Facebook, tiene un servicio de traducción para que puedas comprender textos escritos en otro idioma.

En Instagram también puedes compartir videos breves, y además participar en «Instagram stories». En estas historias vas compartiendo fotos o videos a lo largo del día. ¿Qué compartir? Pues hay quien comparte recetas paso a paso. Otras personas hablan de belleza y moda. Algunas simplemente comparten pequeños momentos de su día. También puedes retransmitir en directo mediante Instagram y repartir y también encontrar inspiración, motivación y tutoriales de casi cualquier cosa que puedas imaginar.

Twitter. Cuando abrí mi cuenta de Twitter en el 2010, no lograba comprender el valor de esta red social. Pero sigue siendo la que te permite conectar con cualquier persona u organización en cualquier lugar del mundo. Para participar en una conversación acerca de un tema en particular, busca los hashtags (#) más populares, y verás todos los tuits (mensajes de 140 caracteres) sobre ese tema.

Si quieres enviar un tuit a una persona en particular, tienes que poner @ delante de su alias. Por ejemplo, si me quieres enviar un tuit, teclearías @lorrainecladish delante del mensaje que quieres que yo vea. «@lorrainecladish Me ha gustado tu libro *Tu mejor edad*». Bueno, al menos eso espero, claro. Pero si no te gustó también podrías decírmelo en Twitter. Este tipo de tuits los puede ver todo el mundo, así que para algo más privado puedes usar el mensaje directo. Eso sí, está cada vez más en desuso. Yo apenas leo los mensajes privados porque suelen ser automatizados, así que siempre es aconsejable acompañarlos de un tuit en público para avisar al recipiente. Ahora mismo Twitter solo permite mensajes directos entre personas que se siguen mutuamente, pero esto podría cambiar.

Esta plataforma está en constante evolución, así que estate pendiente de qué nuevas capacidades trae. Una de las mayores ventajas que le encuentro es que realmente puedes tuitear a cualquier persona u organización que desees. Es más, hoy día las grandes empresas, incluso las aerolíneas, tienen un equipo de personas que se dedica exclusivamente a la atención al cliente en Twitter. ¿Tu vuelo fue cancelado? Envía un tuit a la aerolínea pidiendo que resuelvan tu situación. Cada vez más, la imagen social de las empresas se basa en cómo tratan a sus clientes en público. Por otro lado, también has de tener en cuenta que tu imagen en las redes es algo que miran potenciales empleadores y jefes actuales. Si tuiteas algo ofensivo sobre la empresa para la que trabajas, podrías encontrarte desempleada.

No pienses que eres demasiado mayor para comprender Twitter. Como te conté, mi padre, que tiene setenta y tantos años, lo usa a diario.

Snapchat. Si no has probado aún Snapchat, te pierdes una experiencia divertida. Yo lo uso para comunicarme con mis hijas adolescentes. Se trata de compartir fotos y videos en los que puedes utilizar filtros que cambian tu aspecto y a veces también tu voz. Las imágenes desaparecen en veinticuatro horas si no las guardas. Y sí, aunque es conocida como una red social para jóvenes, hay muchas personas de nuestra edad utilizando esta red.

Encuentro que ahora mismo Snapchat es una vía algo más personal, porque es más difícil encontrar a los usuarios que en otras redes. Pero, si sabes el alias de alguien —el mío es @LorraineCLadish—, puedes ver sus *snaps* (videos y fotos) y comentar o hacer preguntas.

Si no te gusta la idea de que tus fotos y videos desaparezcan después de un cierto tiempo, no te preocupes. Puedes guardarlos de forma permanente, o bien mediante una aplicación llamada «memorias» o descargarlos directamente a tu *smartphone*. Tú eliges. Pero, una vez más, esta plataforma siempre está cambiando y los que la usamos asiduamente buscamos maneras originales de compartir nuestra historia con quienes nos siguen.

LinkedIn. Esta red social es exclusivamente para tratar temas de trabajo, desarrollo personal y profesional. Si mantienes siempre actualizada tu información, es como tener tu currículum vitae en Internet. Esto puede permitirte encontrar oportunidades laborales que sería impensable alcanzar de otra manera. Puedes interactuar con otras personas a través de mensajes privados y públicos y también publicar artículos sobre tu especialidad.

Una amiga y colega, que está en la década de los cincuenta, me contaba que a través de LinkedIn recibe ofertas de trabajo con frecuencia. Así que no pienses que tu edad es siempre una barrera a la hora de encontrar empleo.

Hoy día, los cazatalentos pasan mucho tiempo en las redes sociales buscando el perfil de la persona idónea para un trabajo. LinkedIn realmente ofrece una plataforma muy útil para cualquier profesional, en la rama que sea.

Ya sea que busques trabajo, que quieras cambiar de empleo o simplemente estar al día de lo que pasa en tu campo profesional, las redes sociales son de gran ayuda. No las desperdicies.

También puedes usar LinkedIn para establecer nuevos contactos y para compartir información con tu círculo actual de colegas. Existe la posibilidad de publicar artículos de tu autoría en tu perfil, lo cual sirve para posicionarte como experta en tu campo.

No desestimes esta plataforma que, aunque personalmente no es la que más oportunidades me ha traído, a muchas de mis colegas les ha servido de gran ayuda.

YouTube. Después de Google, YouTube es el segundo buscador más importante en Internet. Personalmente me cuesta un poco más compartir videos en YouTube porque lo mío siempre ha sido escribir. Puedes escribir en pijama, en la cama, sin maquillaje. Pero, si voy a grabar un video, entonces me gusta arreglarme un poco. Y, sinceramente, no siempre tengo las ganas y la energía para ello. Además, luego hay que editar los videos y publicarlos.

Sin embargo, reconozco el potencial y la fuerza que tiene YouTube para distribuir contenido relevante. Es el lugar donde busco (y encuentro) cómo rizarme el cabello, tocar la guitarra o solucionar casi cualquier asunto. Precisamente miré un tutorial hecho por una niña de trece años para ondularme el cabello para la sesión de fotos de la cubierta del libro.

Si tienes una afición o un talento especial, compártelo en YouTube. Ya sea tejer, tocar la guitarra o maquillarte para parecer cinco años más joven, puedes estar segura de que hay todo un público esperando a aprender de ti.

El truco está en no pensar que tus videos han de ser perfectos. Muchos youtuberos famosos empezaron sin el equipo adecuado, simplemente mostrándose con naturalidad delante de la cámara.

Tampoco pienses que no tienes edad para estas cosas. Conozco una youtubera de cincuenta y tantos años que enseña a tejer. Búscala, se llama Yolanda Soto López, y tiene casi medio millón de suscriptores a su canal. En una entrevista para NBCNews.com me contó que, aunque empezó su canal solo para enseñar a tejer a un grupo de mujeres de la iglesia, ahora se gana la vida con su canal de YouTube.

Ni la edad, ni el idioma ni el tipo de información que quieras compartir son un obstáculo. Se trata simplemente de encontrar un tema que te apasione y tener las ganas de hablar sobre ello en un video.

La forma en que se ganan la vida los youtuberos son variadas: si permiten tener anuncios en sus videos, reciben una cantidad cada vez que alguien lo ve. Si tienen cientos de miles de seguidores (o incluso millones), esa cantidad es considerable. También una marca puede pagarles un buen monto por utilizar o hablar bien de su producto en un video. Estos siempre irán marcados como videos patrocinados. Y, bueno, debido a su fama en YouTube, también pueden recibir dinero por hablar en público o escribir un libro.

WhatsApp. Muy popular en Latinoamérica y en Europa, lo es un poco menos en Estados Unidos. Se usa más en países donde las compañías telefónicas cobran por enviar textos. En Estados Unidos se suele pagar una cantidad fija al mes que incluye cientos, si no miles, de mensajes de texto.

WhatsApp es la forma en que me comunico con mi familia. Ahora lo uso de la manera en que empecé usando Facebook hace casi una década. Ahí es donde comparto con mi padre, mi sobrina, mis hermanas, las cosas personales de mí día a día. Es muy útil sobre todo porque todos vivimos en diferentes husos horarios.

A nivel profesional también lo uso para compartir información y estar en contacto con otras personas cuando asistimos a un evento. Todos los participantes pueden compartir información, fotos, video y audio en el grupo y recibirlo en tiempo real. Es una forma rápida y fácil de compartir un mensaje con varias personas, con un grupo.

Pinterest. Confieso que Pinterest no es mi red social favorita, pero comprendo que tiene un gran atractivo, y es muy útil para archivar o agrupar información. Se basa en crear tablones de anuncios digitales en los que archivas (de ahí viene la palabra «pin»), cosas de interés («interest»).

Por ejemplo, si planificas tu boda, puedes hacer un tablón digital para elementos que te interesen para inspirarte. Puedes ir más allá y hacer un tablón para guardar fotos (y el enlace a la tienda *online*) de vestidos de novia, otro tablón para anillos, otro para zapatos y así sucesivamente.

Puedes también archivar artículos. Por ejemplo, yo tengo un tablón de anuncios que trata de inspiración y meditación. Otro de ser mamá de adolescentes. Otro de «tener cincuenta años o más». Y así sucesivamente.

Muchas blogueras también utilizan Pinterest para llevar tráfico a su blog, sobre todo si escriben sobre recetas o moda y estilo. Los peinados y cortes de pelo también dan mucho juego en Pinterest por sus atractivas imágenes.

Periscope. Periscope es una aplicación que se descarga en tu *smartphone*, mediante la cual puedes retransmitir en vivo y en directo desde cualquier lugar en el mundo que tenga wifi o servicio de telefonía celular. Se puede utilizar de muchísimas maneras, al igual que Facebook Live. Hay quienes simplemente lo usan para divertirse y comparten sus viajes y aventuras. Otras personas lo emplean para dar cursos o charlas sobre temas que conocen a fondo. La ventaja que tiene es que es interactivo. Si decides retransmitir una charla tuya sobre un tema en el que eres experta, la gente que te mira puede enviarte preguntas por escrito y tú puedes contestarlas de viva voz. Es casi como tener tu propio programa de televisión, pero desde tu *smartphone*.

Una vez has terminado tu retransmisión, puedes elegir guardar la grabación en tu móvil para compartirla en otro medio, como YouTube. La grabación de la retransmisión también quedará disponible en tu cuenta de Periscope durante veinticuatro horas, después de las cuales se borra automáticamente.

SUGERENCIAS PARA SACAR PARTIDO A LAS REDES SOCIALES EN GENERAL

Como dije al principio, esto no es una lista exhaustiva de redes sociales. Hay muchas más, y las que aún quedan por inventar.

Recuerda que todas las plataformas sociales, todas, tienen tutoriales que explican cómo usarlas. Si no, también encontrarás en YouTube tutoriales en inglés y en español sobre cada una de estas redes. Además, cuando las actualizan, siempre vienen acompañadas de nuevos manuales para el usuario. Recuerda: las redes sociales dependen de que los usuarios sepan utilizarlas. Es cuestión de buscar en Google las instrucciones para cada una de ellas.

También hay personas que se dedican a dar cursos *online* y presenciales para ayudar a otras personas a descifrar las redes sociales. Yo misma tomé un curso sobre cómo sacarle el mayor partido a Instagram. Fue dinero bien invertido y a los pocos meses comprobé cómo la calidad de mis fotos y de lo que compartía había mejorado. Además, conecté con muchísimas más personas en un corto espacio de tiempo.

A continuación, algunas pautas para que siempre saques el mayor partido a las redes sociales de tu elección:

1. Elige dos o tres redes sociales, las que más te gusten, y dedícate a ellas. No escuches a quienes te digan que debes estar en todas las redes o que tienes que pasar tiempo en la que menos disfrutas. Si no disfrutas interactuando en cualquiera de ellas, tendrás menos éxito en ella. Es muy difícil fingir entusiasmo.

2. Recuerda que debes ser constante. Esto quiere decir que para tener éxito en las redes sociales no puedes enviar un tuit al mes y esperar que te dé resultado. Proponte tuitear ocho veces al día, por ejemplo, y dedicar quince minutos cada tarde a interactuar con otras personas en Twitter.

3. Prueba cada red social nueva durante al menos un mes. Esto te lo recomiendo simplemente porque nunca se sabe si la siguiente red social será la que mejor te sirva. Yo tardé un par de años en apuntarme a Twitter y todavía me arrepiento. Ahora, cuando sale una nueva plataforma, al menos la pruebo. Si me va bien, continúo en ella y, si no, al menos la conozco de primera mano.

4. Ten bien claro lo que quieres obtener de cada una. Quizá quieras conectar con otras personas con gustos afines; o bien tener una plataforma social que te permita expresarte de forma creativa; o estar en contacto con tus clientes o potenciales clientes. Si sabes cuál es tu objetivo, es más fácil ser constante y sacarles el mayor provecho.

5. No temas el cambio. Cada vez que una plataforma social introduzca cambios, en lugar de perder el tiempo quejándote, emplea tu energía en descubrir cuáles son sus nuevas posibilidades. Esto en realidad se aplica a cualquier cosa en la vida.

Haz PAUSAS a la vez que te MARCAS NUEVAS metas

El arte del descanso forma parte del arte de trabajar.

—ANDRÉ MAUROIS

S iempre he sido mujer trabajadora y muy productiva. Esto es en gran parte porque relativamente temprano en la vida aprendí a canalizar mis debilidades y las convertí en virtudes. Por supuesto que hay cosas que se me quedan en el tintero, como a la mayoría de las personas. No obstante, esto no significa que me pase las veinticuatro horas del día ocupada.

Es más, mi primera reacción cuando tengo veinte mil cosas que hacer y no sé por dónde empezar es o bien irme a dar un paseo o dormir la siesta. Ya, puedes pensar que qué suerte tengo, pero, como le dije hace poco a una conocida, pienso que soy afortunada, pero no necesariamente que tengo suerte. Me he pasado la vida nadando a contracorriente para tener siempre esta opción: la de poder ir a dar un paseo o dormir la siesta si estoy agobiada.

El resultado de afrontar así (haciendo una pausa) mis momentos de confusión es que puedo volver a mis quehaceres con energía renovada. Y con una nueva perspectiva. Las pocas veces que he decidido no darle la espalda temporalmente a mis obligaciones y he intentado superar la sensación de agobio sentada en mi mesa de trabajo, por lo general me he encontrado más agobiada aún y, peor, perdiendo el tiempo.

Cuando tengo demasiadas ideas, cuando las responsabilidades pesan, cuando no sé por dónde empezar… lo peor que puedo hacer es no darme un respiro. Esos son los momentos en que, en lugar de hacer algo productivo, me pongo a mirar tiendas de ropa en Internet, a leer noticias que me resultan deprimentes o a enterarme de lo que hacen mis amigos en Facebook. Así puedo pasar una hora, dos horas o más. Y al final me siento peor porque no solo no he conseguido tachar nada de mi lista de quehaceres, sino que encima me siento culpable por haber perdido el tiempo.

Ahora que soy consciente de esto, en cuanto siento que tengo demasiadas cosas que hacer, empiezo por hacer lo contrario: nada. Esto me permite darme unas vacaciones mentales, bien merecidas, y recuperar inspiración, energía y perspectiva.

Parece existir una cultura de «estar siempre ocupada». Es como si nos diera vergüenza admitir que una come, duerme y de vez en cuando simplemente hojea una revista. Es estupendo tener sueños y metas, estudiar, trabajar, cuidar de la familia, practicar deporte… pero también lo es aprender a pausar.

EL MITO DEL DESCANSO DURANTE LA JUBILACIÓN

Cuando era muy joven imaginaba que a la edad que tengo ahora contaría con dinero de sobra y una situación holgada; que podría ir de vacaciones a menudo y disfrutar de muchísimo tiempo libre. Pero, por mucho que planifiquemos cuando somos muy jóvenes, luego viene la vida y nos trastoca los planes. Después de mudanzas, altibajos y un divorcio, a los cincuenta y tantos me encuentro con la misma necesidad de trabajar y salir adelante que hace veinte años, con el agravante de que me queda menos tiempo hasta llegar a la edad legal de la jubilación, que en la mayoría de países ronda los sesenta y cinco años.

Porque me encanta mi profesión, lo cierto es que no me veo jubilándome. Para algunas personas, la jubilación no es una opción. No solo a nivel económico, sino porque realmente nos apasiona lo que hacemos y porque, además, tener un propósito cada día nos mantiene jóvenes y llenas de vida, a cualquier edad.

Claro, tampoco imaginaba que a mi edad actual tendría hijos adolescentes. Esto es una realidad para muchas mujeres. Otras son abuelas y se encuentran teniendo que cuidar de los nietos a tiempo completo para que sus hijos puedan trabajar. El hecho es que a una edad en que pensábamos que tendríamos más tiempo para nosotras, tenemos incluso menos que antes.

Como, además, nadie va a venir a decirnos que nos tomemos un respiro, que disfrutemos más del aquí y ahora, es nuestra responsabilidad convertirlo en una prioridad. Por otro lado, aunque, por ley de vida, a mi edad me queda menos tiempo por delante que cuando tenía veinte años, he aprendido que hacer las cosas de manera pausada, lento pero seguro, es más eficaz a la larga para conseguir cualquier tipo de resultado que merezca la pena.

Por ejemplo, cuando tenía dieciséis años, estaba en una escuela que seguía el sistema educativo británico. Si seguía en esa escuela, tenía que completar dos años más de estudios para graduarme. En cambio, si a los diecisiete me inscribía en una escuela que siguiera el sistema educativo español, podría graduarme en tan solo un año.

Me cambié de escuela y el resultado fue desastroso. No estaba familiarizada con el sistema de estudios en español y al final del curso suspendí. No solo no me ahorré un año de estudios, sino que tuve que volver a la escuela británica para graduarme allí. Mirando atrás me doy cuenta de que a menudo el mejor atajo es el camino más largo, y de que, a la larga, ahorrarse o no ahorrarse un año de algo no significa nada diez o veinte años después.

Por eso a mis hijas les digo que se tomen la vida sin prisas. Si entre la escuela y la universidad deciden tomarse un año sabático, pues muy bien. Si prefieren estudiar todo seguido, bien también. Y si deciden estudiar de otra manera que no es la tradicional, perfecto.

Este mito de que a los veintitantos ya tienes que tener la vida resuelta es eso: un mito. Tienes toda una vida para probar diferentes opciones, para equivocarte, para empezar de nuevo. La vida se hace al vivirla; se hace vida al vivir y todas las opciones son válidas.

Evita vivir acelerada y llenando cada segundo de tu calendario o agenda. Si aprendes a vivir con plenitud, tendrás una vida extraordinaria. Y plenitud significa dedicar tiempo y energía a descansar, a pausar, a contemplar. Si no fuera por el silencio que hay entre las notas de música, no existiría una pieza musical. En la vida es igual, cuando no hay silencio —tiempo de reflexión y pausa— entre nuestros muchos quehaceres, no podemos escuchar la sinfonía de nuestra existencia. Por eso, si no se producen esos ratos de ocio con naturalidad, tenemos que fabricarlos nosotras.

LA IMPORTANCIA DE DESCONECTAR CON REGULARIDAD

Hace dos veranos, mi esposo impartió un curso de fotografía en las montañas en Carolina del Norte. Yo le acompañé durante la semana que duró el retiro artístico. Cuando llegamos al lugar, casi me da un ataque de nervios al darme cuenta de que no había señal telefónica ni de Internet. ¡Mi trabajo se basa totalmente en estar conectada!

Para conseguir la señal de wifi tenía que bajar al pie de la montaña en el auto. No era una distancia corta. En fin, pues, en lugar de ponerme nerviosa o pasarme el día al pie de la montaña, cambié mi perspectiva.

Decidí aprovechar esa semana de desconexión del teléfono y de Internet. Acudí a clases de dibujo, una de mis aficiones, y también escribí un libro. Cada dos días descendía la montaña y pasaba un par de horas trabajando intensamente conectada al wifi de una librería local. Mi frustración inicial se convirtió en una especie de vacaciones. Además, desembocó en un aumento de mi creatividad. Esa semana manejé mi tiempo y mi energía mejor que nunca.

El verano pasado estuve tres semanas en Haití, donde también hay poca conectividad, así que me vi obligada a ralentizar mi ritmo de trabajo. No todos los días había conexión de Internet, a veces ni tan siquiera electricidad o agua corriente. Esto me hizo apreciarlo todo muchísimo más. Y, una vez más, cuando tenía conexión, la aprovechaba al máximo, no perdía ni un segundo de mi tiempo. Esto me demostró una vez más que es importantísimo desconectarse y aprender a manejar bien nuestro tiempo y energía.

Te animo a darte permiso para tomarte el tiempo de recargar pilas sin sentirte culpable. Hay que encontrar maneras de decir no a demasiadas responsabilidades familiares y profesionales, para decirnos sí a nosotras mismas. Y no se trata —aunque sería estupendo— de irte a una isla desierta de vacaciones. Quince minutos al día de estar sola, o de hacer algo que no requiere concentración (desde darte un baño, ir de paseo, practicar meditación, rezar, dormir la siesta, leer un libro…) es vital. Si es más tiempo, pues mejor, claro.

APRENDE A MANEJAR TU TIEMPO
Y ENERGÍA

En realidad, no importa la edad que tengamos, las mujeres siempre andamos a la carrera. Mi hija de dieciséis años pasa el día en la escuela. Luego hace labores de voluntariado. En la tarde tiene su práctica de baloncesto. Por la noche, después de cenar, hace las tareas. Luego se va a la cama y, al día siguiente, vuelta a empezar.

Recuerdo cada década de mi vida repleta de obligaciones, de sueños y aspiraciones. En mi década de los veinte sentía que tenía que hacer las cosas rápido para no alcanzar los treinta con las manos vacías. En la década de los treinta me entró la prisa de conseguir determinadas cosas antes de los cuarenta, y así sucesivamente. Y, ahora que pasé los cincuenta, siento que tengo que cumplir determinados sueños antes de los sesenta.

Si bien esto es siempre un aliciente, porque no hay nada peor que vivir sin metas, sin ilusiones y alegrías, también comprendo que, para poder hacerlo todo y hacerlo bien, hay que marcarse un plan.

No soy perfecta y mi plan quizá no sea el mejor, pero así lo hago yo: cada domingo en la tarde miro mi agenda (tú puedes hacer esto en una agenda de papel, pero si la prefieres electrónica, también sirve). En ella anoto mis clases de yoga (realmente considero que son lo más importante de mi día y le doy prioridad). Marco mis quehaceres de trabajo en el día de la semana en que tengo que realizar cada uno. Apunto las actividades de mis hijas, de mi esposo ¡e incluso del perro!

Si dejé cosas sin hacer la semana anterior, también les dedico un espacio.

En cada día de la semana, anoto entre una y tres cosas que tienen absoluta prioridad. Mientras escribo este libro, esto es una de esas tres prioridades. Estas son las que tengo que hacer pase lo que pase.

Cada noche escribo tres cosas, al menos, por las que estoy agradecida, para acostarme con una actitud positiva, que confío que impregne mi noche de sueño.

En mi caso, el «tiempo de pausa» es el yoga. En el pasado fue correr, ir a clase de baile o caminar por la playa. Pero, desde luego, lo importante es apuntarlo en mi agenda y tomármelo con la misma responsabilidad que si se tratara de una cita médica o de trabajo.

SUGERENCIAS PARA ACOSTUMBRARTE A HACER UNA PAUSA

1. Para evitar sentirte agobiada, haz listas de tus prioridades. Si anotas tus citas y tus quehaceres, sentirás que tienes cierto control sobre tu día a día.
2. Haz citas contigo misma para hacer pausas. Ponles fecha y hora. Así no te olvidarás de sacar tiempo para dar un paseo, dormir la siesta o recibir un masaje.
3. En un mundo cada vez más conectado por la tecnología, proponte no mirar la televisión durante el fin de semana, o no conectarte a las redes sociales.
4. Recuerda que las prisas no son buenas. Da mejores resultados hacer las cosas sin prisa pero sin pausa. Ser constante a lo largo del tiempo es la mejor solución.
5. No te sientas culpable por tomarte un día libre. Es mejor descansar cuando lo necesitas para retomar tus obligaciones con más ahínco.
6. Acostúmbrate a decir no a demasiadas obligaciones. Recuerda que decir no a ciertas cosas te permite decir sí a otras.
7. Evita recriminarte por no haber conseguido ciertas cosas a una determinada edad. La vida no es una carrera, es una maratón.
8. Aprende a vivir concentrada en el momento presente. Está muy bien planificar para el futuro, pero a menudo olvidamos disfrutar del aquí y ahora.

Epílogo

Querida lectora:

Sé que hay muchos libros en el mercado y agradezco inmensamente que hayas decidido comprar y leer éste. Espero haber conseguido animarte a seguir viviendo con la confianza de que tu mejor edad es, siempre, la que tienes en este momento.

No puedo prometerte que si pones en práctica las ideas que aquí expongo, nunca más tendrás problemas ni enfrentarás obstáculos. Pero te aseguro que si adoptas una actitud guerrera y de gratitud, siempre estarás mejor preparada para lidiar con toda situación que se te presente a cualquier edad.

Plantéate nuevas metas en tu próximo cumpleaños y cuando inicies cada nueva década. Verás como tener una sensación de propósito y dar los pasos para conseguir tus objetivos te mantendrá siempre joven.

Y recuerda ese truquito del que te hablé en uno de los capítulos del libro: si te sientes mayor, mírate al espejo e imagínate dentro de diez o veinte años observando una foto actual. ¿A que cambia tu perspectiva? Sí, realmente ahora mismo estás en tu mejor momento.

Pero también te quedan cosas por hacer, sueños por soñar, vida por vivir. No desperdicies tu energía lamentándote por el paso de los años. Disfruta del aquí y del ahora. Atrévete a amar de nuevo. Ríete a carcajadas. Baila siempre que tengas la oportunidad.

Si no lo haces ahora, ¿cuándo?

Un abrazo muy fuerte y con todo cariño,

Lorraine C. Ladish
Sarasota, Florida, julio de 2017